U0683435

- 全 国 家 政 服 务 员 培 训 教 材 -

家庭生活照料

JIA TING SHENG HUO ZHAO LIAO

全国家政服务员培训教材编委会 编著

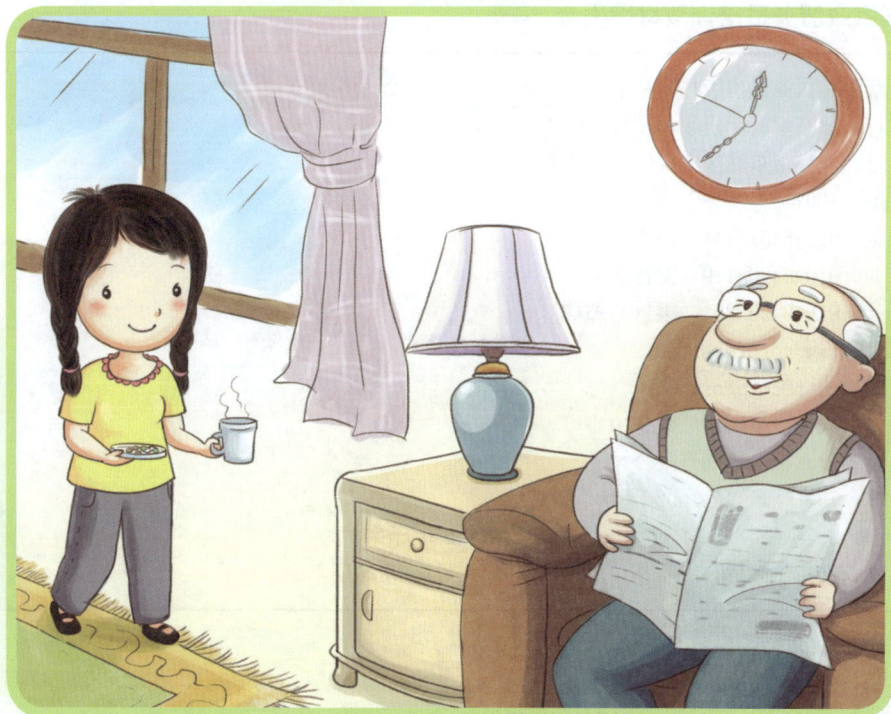

中国商务出版社
CCTP
CHINA COMMERCE AND TRADE PRESS

图书在版编目（CIP）数据

家庭生活照料 /《全国家政服务员培训教材》编委会
编著 . -- 北京 ：中国商务出版社，2012.12（2014.12重印）
全国家政服务员培训教材
ISBN 978-7-5103-0843-7

Ⅰ．①家… Ⅱ．①全… Ⅲ．①家庭－照料－技术培训
－教材 Ⅳ．① R473.2

中国版本图书馆 CIP 数据核字（2013）第 004902 号

全国家政服务员培训教材
家庭生活照料
JIATING SHENGHUO ZHAOLIAO
全国家政服务员培训教材编委会 编著

出　　版：中国商务出版社

发　　行：北京中商图出版物发行有限责任公司

社　　址：北京市东城区安定门外大街东后巷28号

邮　　编：100710

电　　话：010-64515141（编辑三室）

　　　　　010-64266119（发行部）

　　　　　010-64263201（零售、邮购）

网　　址：www.cctpress.com

邮　　箱：cctp@cctpress.com

照　　排：人民日报印刷厂数字中心

印　　刷：北京松源印刷有限公司

开　　本：787 毫米 × 1092 毫米　　1 / 16

印　　张：8.75　　　　　　　字　　数：130 千字

版　　次：2013年3月第1版　　2014年12月第7次印刷

书　　号：ISBN 978-7-5103-0843-7

定　　价：25.00元

指 导 单 位

商务部服务贸易和商贸服务业司

编 辑 委 员 会

编　委：（按姓氏笔画排序）

马燕君　安　子　李大经　严卫京　庞大春　卓长立

陈祖培　胡道林　钱建初　陶晓莺　傅彦生

编 辑 部

主　任：许　嘉

副主任：俞　华　刘文捷

本册编写单位：济南阳光大姐服务有限责任公司

本册编审：俞　华　刘文捷

编写人员：卓长立　高玉芝　王　钰　赵恒振

石广芸　陈　平　王筱萌

封面及内文插图：宋海东

目录

第一章 家庭日常保健知识

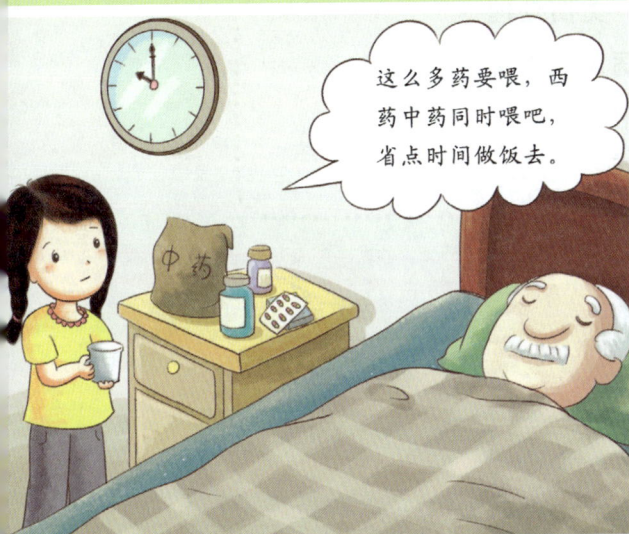

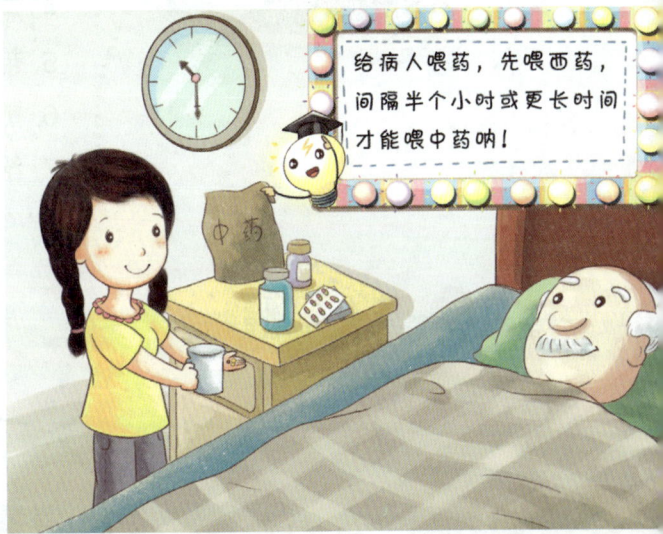

学习目标

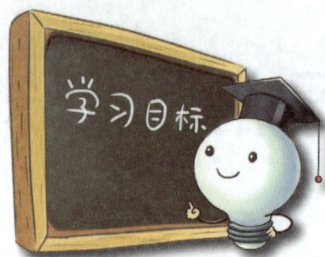

本章应掌握的基本知识要点：

1. 家庭常用消毒方法

2. 家庭常备药品

3. 家庭热敷

4. 烧、烫伤处理

5. 带病人去医院

6. 煎中药

7. 给病人喂药

基本要领

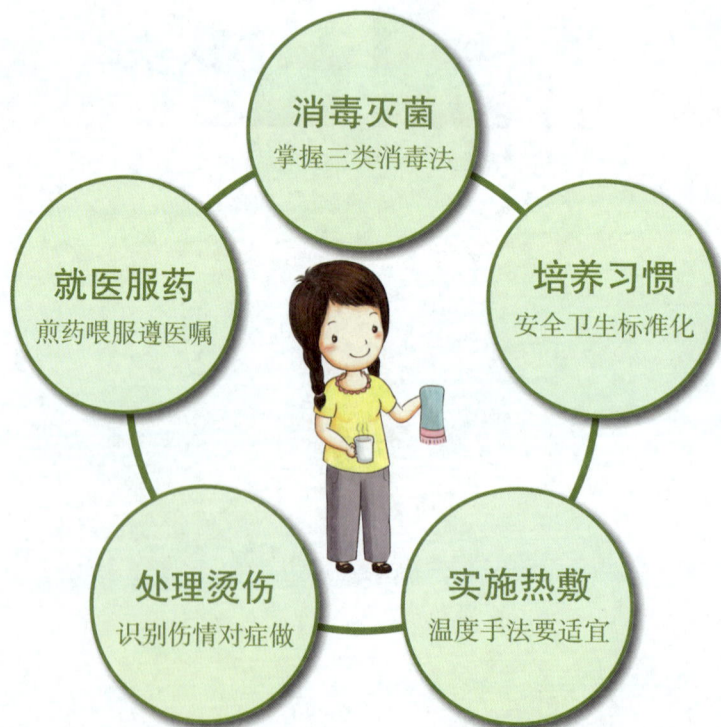

消毒灭菌
掌握三类消毒法

就医服药
煎药喂服遵医嘱

培养习惯
安全卫生标准化

处理烫伤
识别伤情对症做

实施热敷
温度手法要适宜

第一节 家庭消毒与常备药品

家庭是人类居住和休养生息的场所，在日常生活中，家中老人、孕妇、产妇、婴幼儿等，难免会发生小伤小病或某些不适。每位家政服务员，不仅要具备相关的生活料理知识和技能，而且还应做到防患于未然，提醒并协助其创造清洁适宜的居家环境，有选择性地贮备一些家庭常用药品与器具，做好防范工作。

一、家庭常用消毒方法

家庭常用的消毒方法，一般分"天然消毒法"、"物理消毒法"和"化学消毒法"三类。

（一）天然消毒法

1. 日光暴晒

日光由于其红外线和紫外线的作用，具有一定的杀菌力。其杀菌作用的强弱受地区、季节、时间等因素影响，日光越强，杀菌效果越好。此方法常用于书籍、床垫、被褥、毛毯及衣物等的消毒。暴晒物品时应定时翻动，使物品各面都能与日光直接接触。一般在日光暴晒下 4~6 小时可达到消毒目的。

如需拆洗的棉衣、被褥等，应先消毒，后拆洗。

2. 通风换气

房间通风可排除室内二氧化碳，引入新鲜空气。虽然不能杀灭微生物，但可减少室内致病微生物的滋生，因而有利于呼吸道健康，促进人体新陈代谢，增强机体抗病能力。

（二）物理消毒法

物理消毒法是清除或者抑制细菌生长繁殖的消毒方法。其中，热消毒最简单有效。消毒时，将抹布、桌布、餐巾、毛巾、浴巾、手帕等棉织品浸没于锅内清水中，加火煮沸，用蒸笼及高压锅蒸煮也可，烧15~20分钟可杀灭大多数的病原体。金属、玻璃、搪瓷制品的餐具、食具均可使用煮沸消毒法。

家庭小贴士

日光中的紫外线通过大气层的过滤，会逐渐减弱，而且不能全部透过玻璃。因此，物品必须直接在阳光下暴晒，才能取得杀菌效果。

可通过门、窗或气窗换气，也可用换气扇通风。通风时间一般每次不少于30分钟。

（三）化学消毒法

化学消毒法也是消毒灭菌的有效方法。家庭常用的化学消毒法有以下三种：

1. 擦拭法

用化学药液擦拭被污染的物体表面，常用于地面、家具、陈列物品的消毒。

2. 浸泡法

将被消毒物品浸泡在消毒液中，常用于不能或不便蒸煮的生活用具。浸泡时间的长短因物品及溶液的性质与浓度而有所不同。

3. 熏蒸法

利用消毒药品所产生的气体进行消毒。常用于传染病人居住过的房间空气及室内表面消毒。如可用福尔马林液每立方米空间80毫升喷洒，后密闭熏蒸1小时，或用3%的漂白粉液喷洒。

二、保持健康生活习惯

（一）室内卫生勤打扫

由于家庭成员进出，加上外部空气环境的影响，家庭居室极易聚积灰尘，尘土又是细菌的落脚点，所以要养成每天清扫房间的好习惯。清洁时，要用湿扫帚扫地，湿抹布擦家具，防止尘土飞扬。

（二）个人洗具不共用

家庭成员不应共用牙缸、牙刷、脸盆、毛巾等个人物品，防止交叉传染。如共用物品、脸盆，应定期消毒清洗。

（三）餐具脸盆宜干燥

餐具、脸盆等，用后要洗净保持干燥，防止细菌滋生。

（四）生熟食物要分开

生熟食物以及生熟菜板要分开，剩饭剩菜应封盖冷藏。在肠道传染病流行期间应注意不食生菜，不饮生水。

家政服务员要养成健康的生活习惯，和用户共同营造干净、舒适、健康的家庭环境。

家庭小贴士

手的接触面最广，保持手的清洁最重要，因此要经常用清水冲净。如果接触过不干净的物品要用肥皂彻底清洗，特别是指甲缝、指尖、指关节等不易搓洗净的部位。如接触过病源性物品可将手浸入配有 5% 洗必泰溶液的水中，或是在 70% 酒精中浸泡 3~5 分钟，然后用清水洗净。

三、家庭常用药品储备

首先是外用药，如消毒棉签、消毒纱布、胶布、75% 酒精、0.5% 碘伏等，用于临时处理磕、碰、擦等皮肤表面伤痛。再就是以樟脑、薄荷为主要成分的外用软膏，不论是蚊虫叮

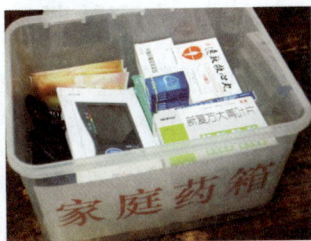

咬，还是皮肤起疹子，只要皮肤没有破损，涂搽这类软膏都非常有效。

其次是止痛药，由于疼痛的部位和性质不同，不妨准备两三种不同的止痛药，以便对症下药。比如：治肚痛的药有阿托品、吗丁啉；一般疼痛，关节痛、头痛、外伤痛等，可用阿司匹林、索密痛、芬必得。

第三是抗酸药，有时吃东西后胃不舒服，可以试着服用一两片中和胃酸的药，比如盐酸雷尼替丁等。

第四是止泻药，比如黄连素、氧氟沙星等。

第五是眼药水，比如氯霉素眼药水等适宜低温保存，最好存放于冰箱。

除此以外，体温表、血压计等常用器具也是必不可少的。

家庭小贴士

　　虽然在家中准备了常用的药物，但在使用前一定认真阅读外包装的使用说明，并注意以下几点：（1）不要滥用药物；（2）对症服药；（3）不同药物至少要间隔半小时服用；（4）不可任意加大药量。

第二节 家庭热敷及烧、烫伤处理

一、家庭热敷

热敷能促进血液循环，加速渗出物的吸收，有消炎、止痛、消肿的作用。当用户家中成员发生扭伤、关节肿痛、痛经等，家政服务员可为伤者进行热敷。热敷分干性热敷和湿性热敷。

（一）干性热敷的方法

干性热敷多采用热水袋的形式，其操作步骤与方法是：

（1）向热水袋内灌入约50摄氏度的热水，水量为热水袋的1/2~2/3。

（2）袋口朝上，将热水袋斜放在桌子上，排出袋内气体，拧紧塞子，用布擦干热水袋表面的水渍。

（3）将热水袋倒提起抖动数下，检查无漏水后，装入布袋或用毛巾包好，放在疼痛部位（如图1-1）。

（二）湿性热敷的方法

热水中的毛巾，拧去多余水分，折成块状敷于患处，每隔5分钟更换一次，持续半小时左右即可（如图1-2）。

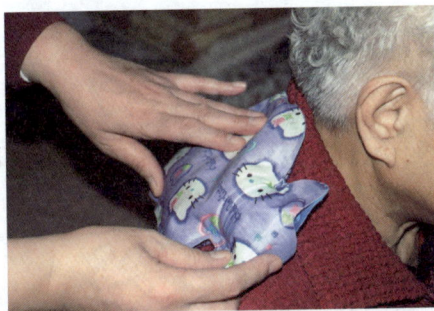

图1-1　用热水袋热敷伤处　　图1-2　用热毛巾热敷伤处

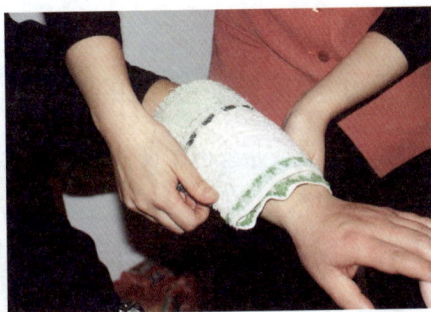

家庭小贴士

热敷时，有两点须注意，一是注意时机，如果是突发扭伤，为使受伤部位收缩，减少出血，要先对扭伤部位进行冷敷，24小时后再做热敷；二是把握热度。一定先询问伤者，以伤者能承受的热度为原则，以免造成烫伤。

二、烧、烫伤的处理

家庭烧、烫伤，多由于热水、热饭操作不良，油锅、开水壶等摆放不当或使用热水袋失误等原因所致。一旦发生烧、烫伤，不要惊慌失措，应根据不同情况采取相应的措施。

（一）轻度烧、烫伤的处理

受伤部位皮肤红肿刺痛，但无水泡出现，一般为轻度烧、烫伤。可用冷水冲受伤部位20分钟左右，然后涂抹烧伤膏，无须包扎。一般在2~3天后，伤口愈合，颜色自然消退。

（二）中度烧、烫伤的处理

受伤部位局部皮肤红肿，疼痛明显，有水泡出现，这是中度烧伤、烫伤的症状表现。紧急处理办法为：

（1）先将烫伤部位浸入冰水中或用流动自来水冷却20~30分钟。

（2）将伤处的衣服脱下（不好脱时用剪刀剪开）。

（3）不要自行涂抹任何药品，用一块干净毛巾盖上伤口，将伤者送往医院。

（三）重度烧、烫伤的处理

受伤部位皮肤发焦或苍白干燥，受伤深度可达皮下组织、肌肉和骨骼，为重度烧、烫伤。紧急处置办法为：

（1）拨打120急救电话，说明伤者情况。

（2）小心去除伤处衣物，不要碰到伤处皮肤。

（3）用冷水浸透的干净毛巾或床单将伤者的伤口盖好，等待送医院处理。

家庭小贴士

不管何种烧、烫伤，一旦发生，应立即脱离热源，将伤者与导致烧、烫伤的物品分开，以免伤势加重。

放入冰水中再用水冲可缓解疼痛，防止皮肤深层组织受到破坏。

第三节 协助病人看病及服药

用户发生高烧、呕吐、腹泻、腹痛等不适症状时，未经专业医生确诊，家政服务员不可盲目为用户服药，应迅速送患者去医院诊治。

一、协助病人看病

（一）送病人就近就医

一般常见病，要征得用户同意，最好陪同病人到附近社区医院就医。

（二）为病人预约就医

如病情较复杂，需专家诊断，应帮助病人事先了解清楚相关专家的擅长专业和坐诊时间，做好预约登记，届时陪病人赴诊。

家庭小贴士

一般常见病如舍近求远地选择医院，会徒增病人劳累。尤其大医院，人多、排队长，诊治、取药时间长，都易引起病人心烦。

叙述病情时一定要实事求是，切不可随意夸大病情，更不能隐瞒病情，以免影响医生诊断。

（三）如实叙述病情

医生问诊时，要向医生说明就诊的原因，包括主要症状、病情和发病时间等。病人叙述有遗漏的，家政服务员可在一旁补充，病人自述有困难的，家政服务员可如实代为叙述。

（四）病例资料带齐全

再次就诊时，应帮助病人带全初诊记录，病例资料和检查、化验资料等。

（五）特殊情况告知

当医生诊断清楚，需要开药时，家政服务员应及时提醒病人是否对有关药物过敏，并告知医生，以免发生意外。

家庭小贴士

对于腹泻患者，前往医院前家政服务员一定要提醒或协助病人用塑料袋装入应检粪便，否则无法及时进行化验。

二、为病人煎中药

用户家中有需要服中药的病人，家政服务员也应该掌握煎制中药的方法、技巧和注意事项，以使药物的成效发挥到最大的程度，使病人早日恢复健康。

（一）煎药用具

一般以不容易发生化学变化的瓦罐、砂锅为好，陶瓷器具亦可。忌用铁器、铜器等金属或含重金属的器皿。

（二）煎药用水

以洁净水为宜，如自来水、甜井水、蒸馏水等均可。水量一般以漫过药面 3~5 厘米为宜，每次煎得量以 100~150 毫升为宜。

（三）煎药火候

大火烧煮之谓"武火"，小火烧煮之谓"文火"。一般先武后文，即开始用武火，煮沸后改用文火。

（四）煎药过程

煎药前，先将药物用冷水浸泡 20~30 分钟，这样有助于煎出有效成分。煮沸后改用小火煮煎 20~30 分钟。对于解表、清热、芳香类药物宜武火急煎，以免药性挥发；原味滋补药，宜文火久煎，使药效尽出；马头、附子等毒性药物，宜文火久煎1小时以上，可减低毒性。

（五）特殊煎法

（1）先煎。一般用于芥壳类、矿物类药物。因质地坚硬难于煎出有效成分，应切碎先煎20分钟左右，再下其他药物。如石决明、生牡蛎、生龙骨、龟板、鳖甲、石膏等；泥沙多的药物如灶心土、糯稻根等，以及质轻量大的植物如芦根、茅根、竹茹等，宜先煎取汁液澄清后代水煎其他药物，此称"煎汤代水"。

（2）后下。气味芳香的药，以其挥发油取得疗效的，宜在其他药物即将煎好前5分钟下为宜，如薄荷、砂仁等。

（3）单煎。某些贵重药物，如羚羊角、人参、西洋参等，为了避免其有效成分被其他药物吸收，可切成小片单煎取汁，再与其他药液合服（也可标记为另煎、另炖）。

（4）包煎。为防止煎后药液浑浊及减少对消化道、咽喉的不良刺激，如车前子、滑石、旋覆花等，需用布将药包好，再放入锅内煎煮。

（5）溶化。胶质、黏性大而且容易溶解的药物，如阿胶、蜂蜜等，应单独溶化，趁热与煎好的药液混合均匀，顿服或分服，以免影响药性（阿胶、鹿角胶的烊化也属此类）。

（6）冲服。散剂、小丸、自然汁以及某些芳香或贵重药物，如牛黄、三七粉、六神丸、生藕汁等。

三、协助病人服药

用户家中如有病人需要服药，家政服务员应加以协助。家政服务员应帮助喂药。喂药时态度要温和，充满爱心，让病人感到亲切，愿意主动配合。

（一）喂药准备

（1）物品准备：温开水、小药勺、药、纸巾、围嘴，按照医嘱或用药说明，取出合适药量（固体药用药勺取，液体要用标准量杯计量取药）。

（2）搀扶半自理的病人坐好。对不能自理的病人，家政服务员要帮助病人呈坐位或半坐位，根据病人实际状况可在其身后或两侧垫物品支撑。

家庭小贴士

　　如病人不合作，可用小勺轻轻压住舌头一侧，直至病人吞咽。对于吞咽困难者，将固体药捣碎，仍按此法冲服。

（二）喂药

　　（1）对半自理的病人，应鼓励病人自己服药，确有困难的，家政服务员给予协助。

　　（2）对不能自理的病人，为其戴上围嘴，用小药勺盛药，将勺匙紧贴病人嘴唇慢慢送入口中。

（三）喂后处理

（1）清洁病人面部留存的药液。

（2）取下围嘴，清洗并消毒药杯、药勺等。

（3）记录给药时间、剂量、药名、用药后的不良反应等。

服务案例

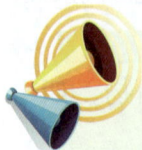

倾注爱心，换得人心

　　司大姐照顾的宝宝是一个低体重儿，出生后的三个月内，每个月都要住十几天院。因为宝宝弱小，血管不好找，输液时要扎好几针才能扎上。每次宝宝打针，司大姐一抱就是两三个小时。腿麻了，稍稍动动；腰酸了，强忍着，生怕活动鼓了针，孩子又要遭罪。有时，宝宝打完针已是下午两三点钟，司大姐才能吃上午饭。宝宝的妈妈含着眼泪说："大姐，我一辈子也不会忘了你，你在我们家最困难的时候帮助了我们。"

博士点评

　　家政服务员在用户家服务，面对的或者是老人，或者是婴幼儿，要像对待自己的父母、子女一样。特别是用户生病、就医时，病人及家属心情焦虑，更需要我们耐心周到的服务。急用户之急，想用户之想，帮用户之难，用一颗爱心为他们做好服务才是称职的家政服务员。

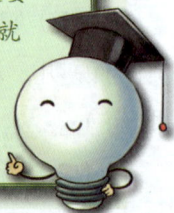

家庭博士答疑

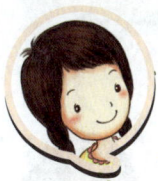

博士，我第一次进入用户家庭，感觉有些紧张、不自然，我该怎么做才能适应这个陌生环境呢？

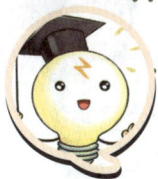

首先，应注意个人卫生，给用户留下良好的第一印象。如着装整洁，饭前、便后洗手，坚持每天刷牙，常洗澡，勤洗头，常剪头发，常剪指甲等，总之要养成良好的生活卫生习惯。

其次，要提高自身素质，与用户建立和睦的人际关系。具体做到：

1. 坦诚相见，讲求信用。
2. 积极主动，热情待人。
3. 尊重他人，注意礼貌。
4. 虚心学习，不耻赐教。
5. 严于律己，宽以待人。
6. 加强交往，善于沟通。

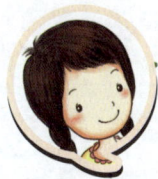

博士，我照料的病人每天吃了西药又喝中药，我想问问，中药、西药能一起服用吗？

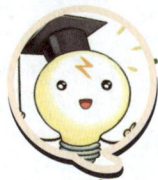

你问的这个问题很有普遍性。中、西医结合，是许多病人接受的医疗方式。中、西药各有所长，相互配合使用，往往能起到取长补短的效果。但中药与西药不应同时服用，以相隔半小时为宜。因为在人体内绝大部分药物的吸收需要约半个小时的时间，经新陈代谢后，对再次服用的药物影响很小。如果是具有滋补作用的中药，为了充分被身体所吸收，应和服用西药相隔时间再长一点为好。

练习与提高

1. 家庭常用消毒方法有哪些？
2. 家庭常备药品大概有几类？服用药品应注意什么？
3. 烧、烫伤情况的判断与简易处理。
4. 家庭热敷的形式和注意问题有哪些？
5. 怎样带病人去医院看病？
6. 如何煎中药？
7. 怎样给病人喂药？

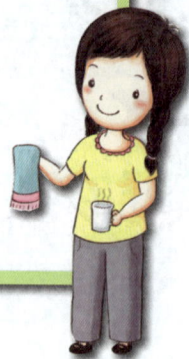

第二章 孕妇照料

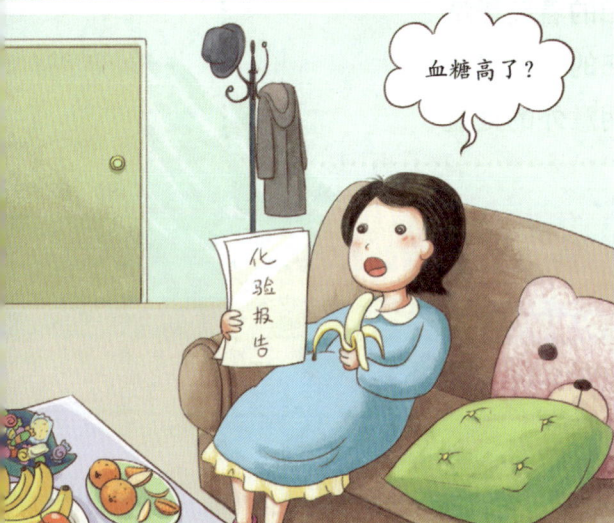

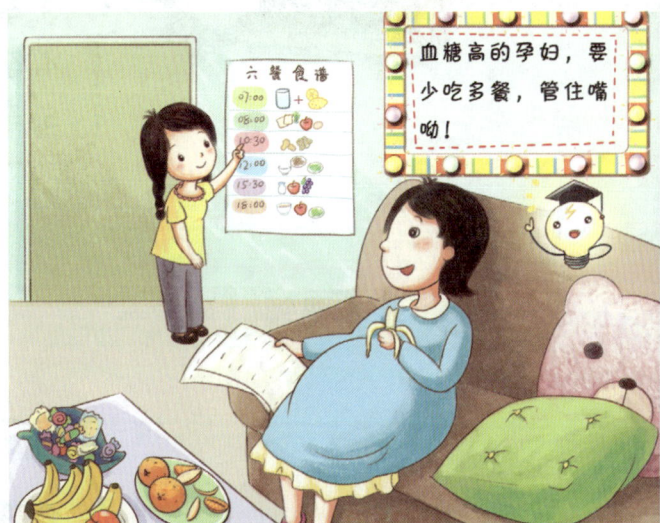

学习目标

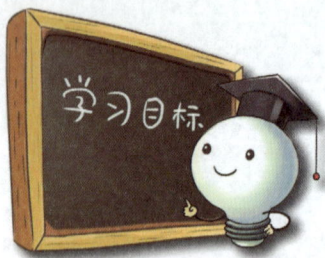

本章应掌握的基本知识要点：

1. 孕妇的饮食照料
2. 孕妇的生活环境
3. 孕妇的着装盥洗
4. 孕妇的安全出行
5. 孕期意外的处置

基本要领

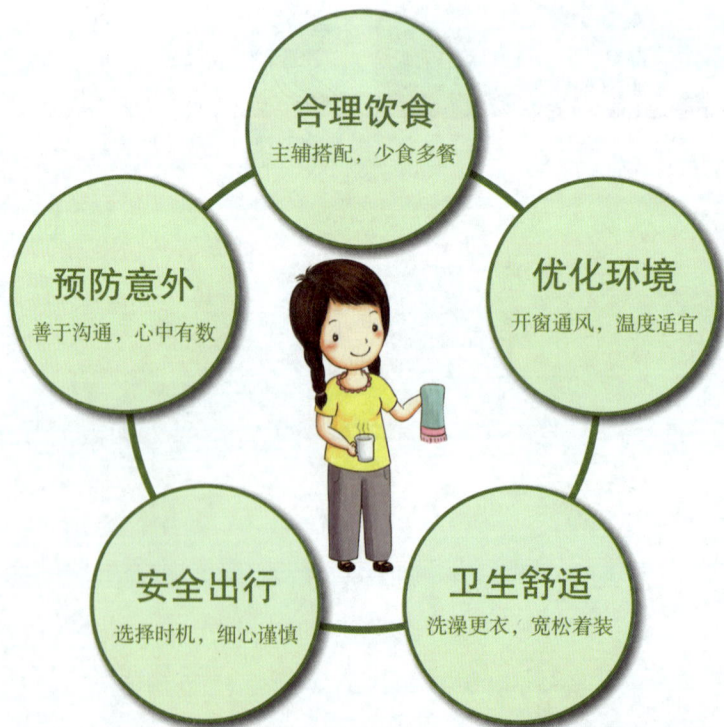

合理饮食
主辅搭配，少食多餐

优化环境
开窗通风，温度适宜

卫生舒适
洗澡更衣，宽松着装

安全出行
选择时机，细心谨慎

预防意外
善于沟通，心中有数

第一节 孕妇饮食照料

一、孕期营养的重要性

受精卵是 0.2 毫米的微小细胞，经过母体 10 个月孕育，胎儿出生时可重达 3000 克（6 斤）以上。胎儿在母体内 10 个月的营养完全由母体供给。所以，孕期营养无论是对胎儿还是对孕妇本人，都是非常重要的。

（一）孕期营养对胎儿的影响

充足的营养可使胎儿发育良好。相反，营养不良，容易导致胎儿异常，新生儿死亡率增高、胎儿畸形或低体重儿等。

（二）孕期营养对孕妇的影响

营养充足，可以增强孕妇的抵抗力，加速母体分娩后的体力恢复。反之，营养不良，则不利于孕妇体能的有效补充及产后体力的恢复。

二、孕期各阶段饮食

孕妇除了要维持自身所需的营养外，还要供给胎儿发育所需的营养。因此，怀孕期间的饮食必须注意补充足够的蛋白质及其他营养。

（一）孕早期（怀孕 1~3 个月）

孕早期孕妇的早孕反应易影响营养吸收，所以应注意以下几点：

（1）遵循孕妇喜好。经常询问孕妇想吃什么，按照孕妇的喜好选择能够促进食欲的食物。

（2）饮食要易于消化。选择易消化食物可以减少呕吐。如柠檬、土豆、粥、面包干、馒头、饼干、地瓜等。

（3）注意少食多餐。睡前或早起，家政服务员可为孕妇准备饼干、馒头干、面包、温开水等，孕妇吃后可以减轻呕吐，增加进食量。

（4）孕早期一日三餐实例（见表2-1）

表2-1　孕早期一日三餐实例

餐次	食品
早餐	馒头、煮鸡蛋、酸奶、鲜橙
加餐	杏仁、葡萄
午餐	米饭、糖醋鲤鱼、清炒荷兰豆、西红柿鸡蛋汤
加餐	黑芝麻糊、苹果
晚餐	面条、胡萝卜炒肉丝、菜心、豆腐鱼头汤
加餐	饼干、牛奶

（二）孕中期（怀孕4~6个月）

孕中期胎儿生长开始加快，母体子宫、胎盘、乳房逐渐增大。加上早孕反应导致的营养不良，这时需要补充充足的营养。

（1）增加主食含量。因早孕反应结束，食欲好转，家政服务员应变换花样，想方设法制作各类主食增加孕妇食欲。如花卷、豆包、发面饼、枣卷、肉包、素包、锅贴等。

（2）多吃优质蛋白食物。家政服务员多安排孕妇进食鱼、奶、豆类及豆制品、瘦肉等，为胎儿骨骼及神经系统的生长发育提供营养。

（3）多食蔬菜、水果。蔬菜和水果的摄入可增加维生素及膳食纤维，防止便秘。

（4）多补充含铁食物。如动物肝脏、血、瘦肉等，以防贫血。

家庭小贴士

　　怀孕早期，孕妇爱吃酸，应避免吃山楂。山楂虽然营养丰富，但可加速子宫收缩，容易导致流产。孕妇可选择西红柿、杨梅、樱桃、葡萄、橘子、苹果等。

　　怀孕中期，孕妇可以每天吃3~5个核桃，促进胎儿脑发育。

（5）孕中期一日三餐实例（见表2-2）。

表2-2　孕中期一日三餐实例

餐次	食　品
早餐	麻酱肉末卷、煮鸡蛋、小米红豆粥
加餐	酸奶、面包片
午餐	米饭、糖醋鲤鱼、蒜蓉油麦菜、豆角炒鸡蛋
加餐	鲜橙
晚餐	豆腐干芹菜炒牛肉、海米煲娃娃菜
加餐	牛奶、面包片

（三）孕晚期（怀孕 7~9 个月）

孕晚期胎儿体内组织、器官迅速增长，骨骼开始钙化，孕妇体内胎盘、子宫增大，乳腺发育增快，营养需求明显增加。

（1）增加蔬菜食量。这一时期孕妇饭量明显增大，体重迅速增长，家政服务员应提醒孕妇多摄入些蔬菜，以防体重过度增长。

（2）增加钙质的补充。充足的钙可促进胎儿骨骼生长发育。

（3）孕晚期一日三餐实例（见表2-3）。

表2-3　孕晚期一日三餐实例

餐次	食　品
早餐	肉丝鸡蛋面
零食	牛奶、杏仁、苹果
午餐	米饭、白萝卜焖排骨、虾皮花菇煮菜心
零食	桔子、核桃仁
晚餐	花卷、芹菜豆腐炒肉丝、蒜蓉生菜、黑豆煲黑鱼汤
零食	饼干、牛奶

三、科学搭配，平衡饮食

孕期营养固然重要，但也不能盲目补充。在保证孕妇营养的同时，家政服务员还应做到各类食物的调配和合理摄入，做到"四多"、"三少"、"二禁"、"一忌"。

（一）四多

（1）多吃奶、蛋、鱼、肉。

（2）多吃新鲜蔬菜和水果。

（3）多吃粗粮细制食品。

（4）多吃豆类、核桃、花生、芝麻等食品。

（二）三少

（1）少吃甜食。

（2）少吃油脂过多的食物。

（3）少吃过咸食物。

（三）二禁

（1）禁吃不洁食品。

（2）禁吃污染食品。

（四）一忌

忌刺激性饮料、食品的摄入。如吸烟、饮酒、喝浓茶、咖啡、可乐以及食用有刺激性的调料。

第二节 孕妇的日常生活保健

孕妇在怀孕期间，对生活起居、个人卫生、着装、洗漱、外出等都有一定的要求，家政服务员应掌握这些知识，照料好孕妇的日常生活。

一、生活环境

（一）开窗通风

每天开门开窗、通风换气，但要防止对流风，防止风直接吹在孕妇身上。室内应整齐清洁、舒适安静。

（二）温度适宜

室温最好保持在 20~22 摄氏度。温度太高会使孕妇全身不适。温度太低会影响孕妇正常生活。

二、个人卫生

（一）口腔卫生

每次餐后 3 分钟内刷牙。刷牙时，选择小毛头软毛牙刷，要竖刷。

（二）洗澡

（1）勤洗澡。怀孕期间孕妇皮肤的呼吸功能增强，分泌物增多，应经常洗头、洗澡。洗浴应采取淋浴。

（2）防意外。怀孕初期，如早孕反应严重，身体虚弱，家政服务员应防止孕妇虚脱；怀孕晚期，孕妇行动笨拙，家政服务员应防止孕妇摔倒，以免发生意外。

（三）清洁会阴

由于怀孕后阴道分泌物增加，家政服务员需要每天为孕妇做好清洗会阴的准备。

（1）使用专用的清洗用品。每晚用专用盆、专用毛巾、温开水清洗会阴。

（2）及时更换内衣。清洗后换掉内裤，应选用透气性强、吸水性好的棉质内裤。

（3）防止交叉感染。洗会阴及大便后用卫生纸擦拭一定从前往后擦。因女性尿道长度只有 5~6 厘米，从后往前擦极易引起尿路逆行感染。

三、孕妇着装

孕妇着装要做到全棉、松软、宽大。

（一）穿着舒适

贴身内衣一定要是全棉或真丝面料，款式要宽松，穿着要舒适。

（二）不宜紧束

怀孕期间不应穿三角紧身内裤，以妨碍腹部血液循环。不应穿紧束胸罩。怀孕 6 个月以后穿的裤子应腰部前高后低，不束腰带，穿背带裤。

（三）防止脚肿

怀孕 7 个月后，有的孕妇会出现腿肿、脚肿现象，这时可配一双弹力长筒袜。因为弹力袜有消除疲劳、防止脚踝肿胀和静脉曲张的作用。

（四）注意安全

孕妇穿鞋首先考虑安全性。选择鞋应注意以下几点：

（1）尺度合脚。鞋的宽窄、大小要合适，透气性好。宽松、轻便、帮底柔软的鞋有助于减轻脚的疲劳。

（2）鞋跟适宜。鞋后跟高度不超过 2 厘米。

（3）注意防滑。鞋底上要有防滑波纹，以防孕妇滑倒。

四、孕妇睡眠

（一）保证充足睡眠

睡眠不足会引起疲劳，孕妇每天要保证 8~9 个小时睡眠时间。

（二）养成午睡习惯

午睡可使孕妇精神放松，恢复体力。因此，孕妇应养成每天午睡的习惯。时间无须太长，以精神、体力得到恢复为宜。午睡时脱下鞋子、垫高双脚、让全身放松，恢复效果会更佳。

五、孕妇出行

外出购物或散步可使孕妇心胸开阔，心情舒畅。但要保证孕妇出行安全，因此要做到：

（一）关注出行天气

选天气晴朗、无风的日子出行。恶劣天气，特别是刮风、突降寒潮时避免外出。

（二）选择出行衣物

根据天气变化帮孕妇选择衣服，如轻便、保暖、不影响孕妇行动的衣服为好。

（三）注意错时出行

不要在人流高峰时外出，避免挤乘公共汽车或到人员拥挤的超市、菜市场等场所。

家庭小贴士

　　如孕妇愿乘坐公交车，上车时让孕妇先上，家政服务员在后面保护，以防备后面人拥挤。下车时，家政服务员先下车，孕妇后下车，以便搀扶。

（四）掌握时间速度

（1）如陪孕妇散步，应选择上午 9:30~10:30，下午 2:30~4:00。行走不宜过多，速度不宜过快，时间不宜过长。

（2）如陪孕妇去商场购物，家政服务员应先计划周全，列好清单，以防购物时间太长引起孕妇劳累。

（3）避免攀爬楼梯，乘电梯要搀扶孕妇，以保安全。

（4）结束购物，家政服务员要主动帮孕妇提拿所购物品。

六、避免不良因素影响

（一）减少辐射

（1）孕妇应与房间内正在使用的电器保持 2 米以上的距离。如孕妇在看电视时应与电视保持 2 米远；看电视不应超过 2 小时，以免久看伤眼；久坐也会影响下肢血液循环，加重水肿。

（2）不要随意要求做 B 超，整个孕期 B 超做 2~3 次为宜。不应重复多做，每次应控制在 5 分钟之内。

（3）防止辐射对孕妇及胎儿的影响，手机不要贴身携带，每周累计使用电脑不得超过 20 小时。

（4）孕妇不可使用电热毯。在电能转变为热能的同时，会产生电磁场，电磁场的辐射会影响胎儿的各器官及大脑的正常发育。

（二）戒除不良嗜好

（1）孕妇要主动戒烟、戒酒。

（2）孕妇要远离小动物。许多小动物，如猫、狗和鸽子身上寄生的弓形体，极易通过胎盘使胎儿受到感染而诱发流产、早产和胎儿畸形等。

七、为孕妇换洗衣物

怀孕晚期孕妇行动不便，生活自理能力较弱，穿脱衣服有一定困难，特别是患有高血压、先兆子痫、糖尿病等疾病者，更需要他人协助。对此，家政服务员应给予充分理解和体谅，尽量为她们做好服务。

（一）穿脱衣服

（1）换衣前，家政服务员先洗手，剪掉长指甲，以免不慎划伤孕妇。

（2）关好门窗，防止室内出现对流风。

（3）找出干净衣物，按内衣在上、外衣在下的顺序摆放好。

（4）协助孕妇穿脱衣物时要扶孕妇站稳、坐稳，动作轻柔。

（二）清洗衣物

（1）孕妇衣物最好单独浸泡，尽量手洗，可使用中性肥皂揉搓，清水漂洗干净。

（2）衣物清洗干净后再用柔顺剂浸泡5~10分钟，以消除静电。

（3）洗净后的衣物应晾晒于阳光下，除湿灭菌，晒干后叠好存放。

八、及时掌握孕妇情况

（一）了解预产期、产检期

（1）家政服务员进入用户家，首先了解孕妇的预产期，在接近预产期的时间内，最好提醒孕妇不要外出。

（2）问明孕妇产前检查情况、每次检查时间和地点，帮助准备好食物及检查资料，陪同孕妇一起去医院进行产检。

（二）提前备好待产用品

临近预产期，要将相关证件、资料等准备好，放在随手可取之处，一旦需要，携相关资料可以立即前往医院。

第三节　孕妇意外情况处置

孕妇在怀孕期间，难免有些不适或出现意外情况。家政服务员学习相关方面知识，可以及早发现，及时处理。

一、严重早孕反应

（一）表现

孕妇吃得少，吐得多，甚至全身乏力。时间长了会影响胎儿的发育及孕妇营养。

（二）处置

（1）严重早孕反应应及时到医院进行治疗。如需输液，家政服务员应予以陪伴。

（2）饮食方面要清淡，易消化，应少吃多餐，多吃孕妇想吃的食品。

（3）此阶段应多劝慰孕妇，勤与孕妇聊天，让孕妇了解这是暂时性的生理现象，不是疾病。

（4）天气好，心情好多陪同孕妇出行散步，晒太阳等。

二、感冒发烧

（一）轻度感冒

1. 表现

打喷嚏，流鼻涕，轻微咳嗽。

2. 处置

（1）督促孕妇按医嘱服药。

（2）多卧床休息。

（3）多喝水，感冒很快痊愈。

（二）重度感冒

1. 表现

高热，剧烈咳嗽。

2. 处置

（1）及时就医。

（2）发烧39摄氏度以上时，可用温水擦浴。（主要擦颈部、腋窝、大腿根、四肢）起到物理降温作用，擦浴后头部可用凉毛巾冷敷。

（3）遵从医嘱，按时服药。

（4）卧床休息，按时喝水。

三、晕眩

（一）低血糖

1. 表现

多发生在进餐之前或两餐之间。孕妇会感觉头重脚轻、出虚汗、心慌胸闷，甚至突然晕倒。

2. 处置

（1）出现低血糖症状，立即卧床休息。

（2）喝杯糖水，进食糖果、面包、巧克力等。

（3）尽量少食多餐，以免发生低血糖。

（二）妊娠高血压

1. 表现

以高血压、头晕、恶心、水肿、蛋白尿、抽搐、昏迷、心肾功能衰竭等为临床表现。

2. 处置

（1）轻度妊娠高血压，要注意休息和营养。孕妇心情要舒畅，精神要放松，争取每天卧床10小时以上，并以侧卧位为佳，以增进血液循环，改善肾脏供血条件。饮食不要过咸，还要保证蛋白质和维生素的摄入。

（2）若症状加重，家政服务员应协助孕妇到医院妇产科进行诊治，以保证孕妇和胎儿的健康。

家庭小贴士

　　头晕如发生在妊娠晚期，特别是伴有水肿、高血压等疾病时，绝不能等闲视之。此时往往是产前子痫的先兆，要立即联系家人，急送医院就医。

四、孕晚期腰酸背疼

（一）一般性腰酸背疼

（1）孕妇应该注意保暖，睡硬床垫，穿低跟轻便鞋行走。

（2）腰酸背疼时可对局部进行按摩。

（3）避免拿重东西或长期保持一种姿势。

（二）腰酸背疼并有下列情况

1. 表现

（1）阴道分泌物增多，且呈粉红色、褐色、血色或水样。

（2）小腹一阵阵疼痛，总有便意。

（3）后腰酸痛。

2. 处置

（1）立即联系家人或拨打120，送医院。

（2）告知家人孕妇去向。

五、阴道出血

孕期不应该出现阴道出血，一旦出现阴道出血，应查找原因及时到医院就诊。

（一）先兆流产

1. 表现

确定怀孕后，如发现阴道少量出血，伴有腹痛或轻微腰酸，但没有肉样组织排出，这是流产的征兆。

2. 处置

（1）及时将孕妇送到医院，做 B 超检查。

（2）B 超显示胚胎正常（胎囊完整，可见胎芽、胎心、搏动等）。

（3）卧床休息。

（4）经保胎治疗和休息后，症状消除可继续妊娠。

（二）流产

1. 表现

阴道出血增多，同时排出肉样组织，并伴有阵发性腹痛。如果在妊娠 13~28 周，可能有阴道流水，随后胎儿排出等表现。

2. 处置

（1）立即送孕妇到医院检查。

（2）将流出的肉样组织一并带到医院检查，确定是否流产完整。

（3）按产后要求进行照料。

服务案例

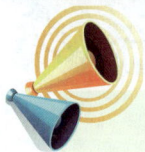

过期妊娠需警惕　及时就诊保平安

吴女士是位高龄产妇，38 岁才妊娠。由于早孕反应严重，加上先生工作太忙，于是请了家政服务员来家服务。妊娠超过 41 周了还没有分娩先兆，吴女士认为家政服务员已结婚生子，是位过来人，问之要紧吗？家政服务员说："我们当地都说过期的孩子更老成。"吴女士听信了家政服务员的话，没有及时就医。结果孩子死在肚子里。家属要求索赔，对吗？

博士点评

此事件家政服务员确有责任，孕妇过期妊娠应建议其上医院检查，而不应随意答复。出现此问题，家政服务员有一部分责任，索赔是应该的。下面讲讲过期妊娠的相关情况：

一、过期妊娠有哪些危害？

过期妊娠对母婴的危害主要有以下几个方面：

1. 过期妊娠时，若胎盘功能良好，可形成巨大儿，使难产的机会增加。

2. 胎儿颅骨变硬，变形能力低，不易适应产道，使难产的机会增加。

3. 若胎盘功能减退，围产儿死亡率增加，较正常妊娠者高4倍。

4. 胎儿窘迫、新生儿窒息、新生儿胎粪吸入综合征、产伤以及新生儿低血糖的发生率增高。

5. 由于难产情况的增加，从而增加了母体损伤及产褥感染的机会。

二、出现过期妊娠怎么办？

1. 孕妈咪超过孕产期2周仍未临产时，首先确定是否真正是过期妊娠，应再次核实末次月经时间，弄清月经是否规律以及早孕反应时间及胎儿出现的时间，检查子宫增大的记录。有些孕妈咪因怀孕前服用避孕药或因其他原因导致月经周期延长，这时应将孕期后推。

2. 若经核实确定为过期妊娠，特别是已出现胎盘老化时，应及时住院引产，以免胎儿在宫内因缺氧而死亡。

家政服务员只是照料孕妇的生活，遇到以上类似问题要先建议孕妇去医院检查，由医生做出明确诊断及处理方法，免得发生意外和纠纷。

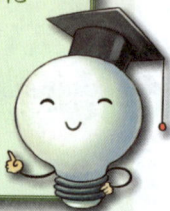

家庭博士答疑

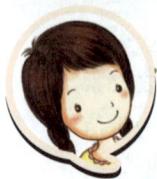

博士，我照顾的这位孕妇，吃饭很好，饭量很大，真是吃嘛嘛香。前天去医院查体，发现血糖升高。现怀孕已经28周，医生诊断为"妊娠糖尿病"。我不明白，怀孕怎么还得糖尿病呢？

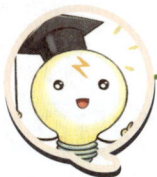

是啊，现在由于生活条件的改善，高龄产妇的增加，怀孕期间发生或发现糖尿病的患者逐年增多，发病率高达 3.75％，尤其是年龄超过 30 岁，有糖尿病家族史，怀孕前超体重、肥胖的妇女更易发生糖尿病。

妊娠糖尿病是指在怀孕期间发生的糖尿病，多数发生在怀孕后第 24~28 周，即先怀孕，然后发生糖尿病。这类孕妇多数在胎儿出生后，糖尿病的症状可消失，但少数孕妇会成为糖尿病患者。

对于血糖升高的孕妇，首先要控制饮食，主食应少量多餐，每日应 5~6 餐，少吃含淀粉类食物，如米、面、薯类等，多吃含膳食纤维类食品，如玉米、芹菜、绿叶蔬菜等。其次要定期检测血糖（查血糖），发现异常及时到医院检查治疗。最后，确认患有"妊娠糖尿病"的患者，除了做一般产前检查外，还需要进行肾功能监护、眼底检查、血压监测等。

练习与提高

1. 孕妇营养很重要，根据孕期不同的阶段我们怎么给孕妇做饭呢？

2. 孕妇进行个人卫生清洁，都应注意什么？

3. 孕妇穿衣、穿鞋要求是什么？

4. 孕妇外出我们都应采取什么措施，才能保证孕妇安全？

5. 孕妇如出现阴道出血我们怎么办？

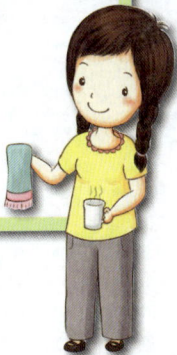

第三章 产妇照料

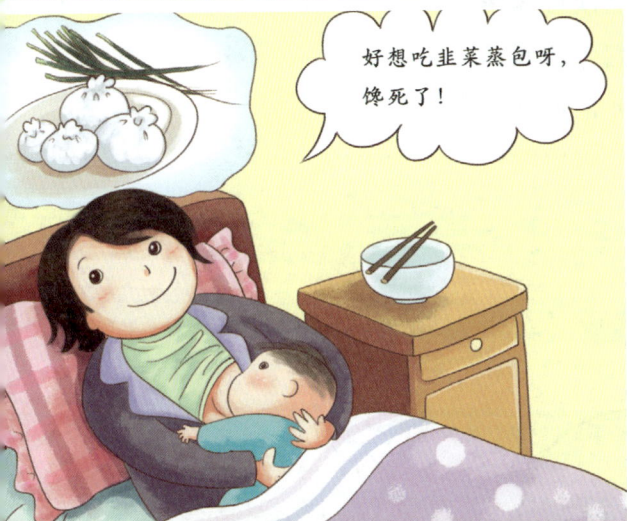

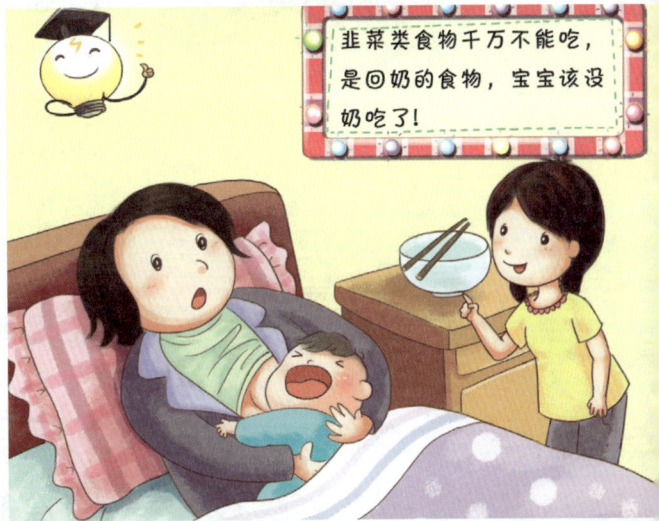

学习目标

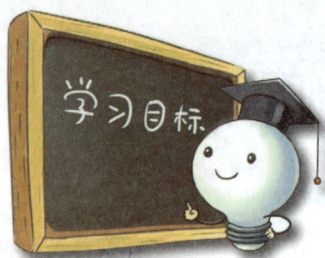

本章应掌握的基本知识要点：

1. 产妇待产准备

2. 分娩先兆认知

3. 产后饮食要求

4. 产妇生活照料

5. 意外情况处置

基本要领

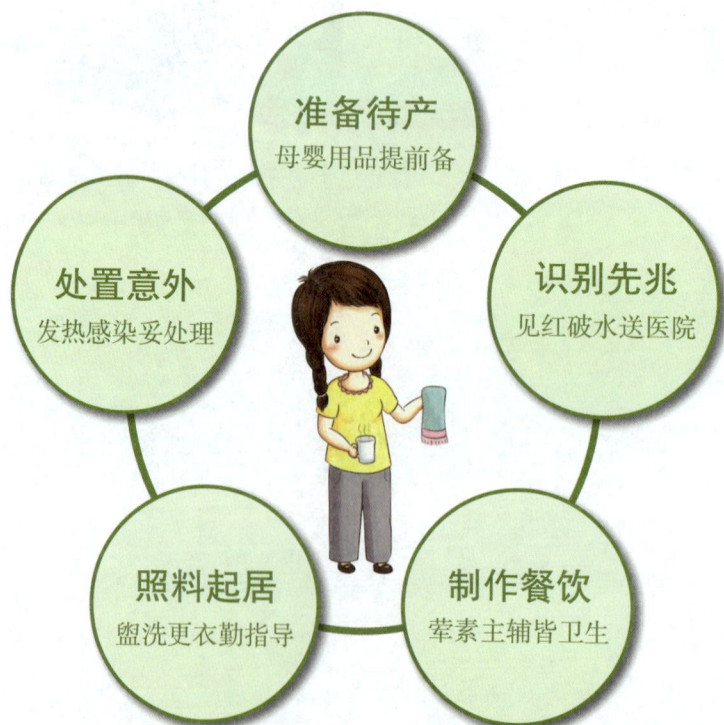

准备待产
母婴用品提前备

识别先兆
见红破水送医院

制作餐饮
荤素主辅皆卫生

照料起居
盥洗更衣勤指导

处置意外
发热感染妥处理

第一节 孕妇分娩准备

每位产妇在产前检查中已经知道自己的预产期，家政服务员如果产前已经进入产妇家庭，就应协助做好有关事项。

一、分娩物品准备

产妇临产前两个月左右，家政服务员应提醒准妈妈和准爸爸考虑产后的物品准备，并将其放置于固定位置，方便随手可取。

（一）产妇物品准备

（1）舒适、宽松的开扣纯棉内衣、合适的胸罩及垫于胸罩内的乳垫等。

（2）擦洗乳房的小毛巾、小盆。

（3）卫生巾（无菌型）、卫生纸。

（4）根据气候变化准备好合适的外衣、帽子、围巾、鞋袜等。

（二）产褥期环境准备

（1）清扫布置房间。产前将房间收拾好，使产妇和新生儿有一个清洁、舒适、安全的生活环境。房间宜安静、干燥，且采光、通风条件良好。室温应控制在21~24摄氏度之间。

（2）整理床铺被褥。将家中的被褥、床单、被罩、枕巾等换洗干净，并置于阳光下暴晒、消毒。

（3）收好其他衣物。将产褥期内用不着的衣服洗净、晾晒、存放。

（4）备齐必需物品。如购买小米、红枣、挂面、红糖、香油、虾皮、黑芝麻、花生米等能存放的食品。

（三）婴儿物品准备

（1）婴儿床铺：有条件的家庭可购买婴儿床，床围有栏杆，铺的不宜太厚。

（2）婴儿尿布：纸尿裤适用于夜间或外出使用，不宜24小时使用。纸尿裤用起来方便，不用清洗，省事。它的缺点是透气性能差，易形成新生儿臀红和使男婴睾丸处温度升高，长期使用可导致睾丸生产精子的能力降低。

（3）婴儿包被：分单布或绒毛包被、毛巾被、棉被等。

（4）婴儿衣服：要求纯棉、宽大、便于穿脱。所有衣物应先洗、日晒后再用。

（5）奶瓶器具：准备3~5个（包括大、小号）奶瓶、奶嘴以及奶瓶刷、消毒锅、配奶小匙、水杯、大晾水杯等。

（6）洗浴用品：小脸盆、温度计、洗澡盆、浴液、抚触油、洗发液、大毛巾、小毛巾、浴巾等。

（7）卫生消毒用品：婴儿用指甲刀、75％酒精一瓶、0.5％碘伏一瓶、无菌棉签、无菌纱布等。

家庭小贴士

家政服务员不要图省事不洗尿布而鼓励给新生儿用纸尿裤。尿布用柔软、易吸水的纯棉纱布制成，裁好后用清水洗净，用开水烫过，经阳光晒后备用。

家政服务员应以委婉方式，询问或检查以上物品准备的情况，如有不足可善意提醒补充，以防需要时物品不凑手。

二、分娩先兆识别

产妇分娩之前，往往出现一些预示产妇不久将临产的症状，称为分娩先兆。

（一）腹部阵痛

由于子宫的收缩，腹部会有拉紧的感觉。阵痛是有规律的，最初大约相隔 30 分钟，渐渐时间会缩短。应做好去医院的准备。

（二）见红

随着规律的宫缩，子宫颈慢慢张开，会从阴道排除少量黏液，称为"见红"。这是临产前的先兆。

（三）破水

当羊膜破裂时，会从阴道流出羊水，量有多有少，一旦出现了破水，应立即让孕妇平卧，及时送入医院。

三、临产注意事项

（一）保证体能

产妇分娩时体力消耗很大，临产前一定要吃饱、吃好。待产时可为产妇准备几块巧克力，因为巧克力营养丰富，热量高，100 克巧克力含糖 50 克，能短时间内被人体吸收并迅速转化为热能，它的消化吸收速度为鸡蛋的 5 倍。如临产前吃几小块巧克力，可望缩短产程，顺利分娩。

（二）提前入院

即将临产，家政服务员应及时提醒入住建档或预先选择好的医院。住院时带齐分娩所需物品，如产期保健手册、现金、准生证等。

（三）心理抚慰

在产妇待产阶段，家政服务员一定要亲切和蔼地对产妇进行精神抚慰，诸如抚摸、擦汗、鼓励等，细致入微地给予产妇心理、精神上的支持。

家庭小贴士

如产妇的爱人在，家政服务员一定要适时让位给其爱人，此时产妇最渴望丈夫的爱抚与安慰。

第二节 产妇营养需求及饮食要点

产后的饮食非常重要，其原则为：易于消化、少食多餐、荤素搭配、制作卫生、就餐可口。家政服务员应帮助产妇及其家人改变传统坐月子只吃小米稀饭、红糖、鸡蛋、鸡汤等单一膳食的观念，合理安排产妇产褥期的饮食。

一、产后月子餐制作

产妇在坐月子期间，除了自身的营养供给，还要哺乳新生儿，因此，在产褥期的饮食方面，需要均衡的营养、多量的汤汁、多样化的主食、丰富的蔬菜、水果等。由于哺乳的不定时，产妇还需要每天增加就餐的次数。

（一）每日就餐次数

月子餐每天分早、中、晚三次主餐和上午 10 点、下午 3 点、晚上 8 点三次加餐，全天共 6 餐次。

（二）各餐食物搭配

（1）主餐基本保持一荤、一素、一汤即可。

（2）早、晚加餐可选择粥、面条等，下午加餐可选择小点心、水果等。

（3）主食每天应变换多种花样。

（三）各餐食谱选择

（1）荤菜可选择清炒虾仁、红烧鱼块、海带炖肉、红烧鸡翅、红烧牛肉等。

（2）素菜可选择白菜豆腐、鸡蛋炒菠菜、胡萝卜豆腐丝、西红柿炒鸡蛋、清炒油麦菜、香菇炒油菜等。

（3）汤菜可选择鲫鱼汤、乌鸡汤、花生排骨汤、莲藕猪蹄汤、小白菜丸子汤等。

（4）主食可选择米饭、豆沙包、糖包、肉卷、糖花卷、金银卷、千层饼、发面饼等。

（5）早、晚加餐可选择莲子红枣粥、小米红糖粥、百合红豆粥、小米面粥、酒酿蛋花、疙瘩汤、鸡汤馄饨、鸡汤龙须面等。

家庭小贴士

味精的主要成分为谷氨酸钠，可通过乳汁进入婴儿体内，会消耗宝宝体内的锌，导致婴儿锌缺乏症。

（四）月子餐制作要求

（1）所有食物应到正规商店或大型超市购买。肉类要选择经过国家检疫的禽畜产品，蔬菜、水果等要选择绿色（没有或少有农药污染）食品。

（2）煲汤主料，如排骨、鸡、猪蹄等处理干净后，凉水下锅，微火慢煮，以保持营养成分。

（3）炒菜应先洗后切，大火快炒，避免营养素流失。

（4）菜品应色、香、味俱全，既有营养，又增进产妇食欲。

（五）餐后处理

（1）清洗、规整炊具。

（2）清理灶台、灶具及地面。

（3）收拾、清洗餐具。

（4）可保留的汤菜用保鲜膜蒙盖后放入冰箱。

（六）产后一周食谱实例

表 3-1　产后一周食谱实例

	周一	周二	周三	周四	周五	周六
早餐	豆浆、面包、煮鸡蛋	小米粥、卤鸡蛋、烤馒头片	菠菜面片、荷包蛋、花卷	小米粥、麻酱花卷、煮鸡蛋	蒸蛋羹、豆包	牛奶、面包、煮鸡蛋
加餐	藕粉、蛋糕	油菜肉汤、小烧饼	蒸鸡蛋羹	牛奶、蛋糕	菠菜面片、荷包蛋	藕粉小点心
午餐	米饭、红烧鱼、小白菜炖豆腐	两面馒头、肉片炒油菜、西红柿蛋花汤	米饭、虾皮炒小白菜、炖排骨海带汤	米饭、熘肝片、黄瓜豆腐干炒小白菜、紫菜蛋花汤	花卷、小萝卜烧肉、排骨海带汤	米饭、红烧狮子头、炒三丁（肉丁、黄瓜、胡萝卜）
加餐	挂面、青菜、荷包蛋	馄饨	牛奶、饼干	馄饨	虾仁疙瘩汤	挂面荷包蛋
晚餐	包子（猪肉白菜馅）、玉米面粥	米饭、素烧小萝卜、炖鸡块汤	打卤面、（肉末、鸡蛋木耳香菇做卤）、面条汤	馒头、香菇炒油菜、肉片炒藕片、乌鸡汤	米饭、菠菜炒猪肝、鲫鱼汤	发糕、莲藕猪蹄汤、粉丝小白菜
加餐	小米粥（加红糖）	燕麦粥	红枣大米粥	百合红小豆粥	莲子红枣粥	红枣桂圆二米粥

备注：每日用油保持在 20 克，盐控制在 5 克内。

二、产后饮食五忌

（一）忌过量滋补

产后因身体消耗很大，需要及时补充营养和能量，但无节制地大补特补却不可取。过量滋补既浪费又有损健康，不仅导致产妇肥胖，还会造成宝宝消化不良。

（二）忌久喝红糖水

产后适量喝红糖水，既能补血，又能供应热量，是产妇较好的补益佳品。但不宜久服，久服对子宫复原不利，其活血作用会使恶露血量增多。

（三）忌辛辣、温燥食物

产妇在产后5~7天内应以蛋汤、稀饭之类为主，忌食辛辣、温燥食物。

（四）忌生冷、坚硬食物

产妇应不吃生冷、坚硬食物，可以防止牙齿松动和保护脾胃。

（五）忌过早节食

产后一方面产妇身体需要恢复，另一方面还要为新生儿哺乳，过早节食减肥极其错误。

家庭小贴士

家政服务员应掌握产妇红糖水，红糖粥以产后7~10天间饮用为宜。

产后忌食大蒜、辣椒、胡椒、茴香、韭菜等辛辣温燥食物。

第三节 产妇日常生活照料

一、产妇分娩后的照料

（1）分娩后，产妇心情多兴奋、激动，继之而来的是疲劳。所以产后 2~3 天内家政服务员要劝慰产妇安心休息，保证睡眠，消除疲劳。如有不适，家政服务员应及时向医护人员反映、及时处理。

（2）自然分娩 8 小时后，如无异常情况，家政服务员可协助产妇下床轻微活动。

（3）会阴侧切的产妇，12 小时后可稍稍活动。如产妇要解尿、排便、换月经垫，家政服务员应从旁协助，以减缓产妇的疼痛感。

（4）剖宫产的产妇，6 小时后就应该鼓励其下床活动，使其排气，以防肠粘连。

（5）分娩后，产妇乳房开始分泌乳汁，此时家政服务员应让新生儿勤吸吮母乳。每次哺乳前都应用专用小盆，专用小毛巾，温开水擦洗乳头、乳晕。

二、产妇回家后的照料

（1）回家后，让产妇保持愉悦的心情，安心休养。家政服务员如有空闲，可多与产妇交谈。

（2）注意饮食调剂，帮助产妇尽快下奶，促成母乳喂养。

（3）帮助产妇进行适当活动，以增进食欲，恢复体力，顺利排便。

（4）产妇体力逐步恢复后，家政服务员应指导产妇学会给新生儿换尿布、洗澡、抚触等。

（5）要尽快和所属社区卫生中心取得联系，以便社区医生定时进行家访。

三、产妇休养的环境

（1）产妇房间应清洁、舒适、向阳、室温22~26摄氏度为宜。

（2）天气晴好时，应定时打开门窗通风换气，每天1~2次，每次15~20分钟。

（3）由于产妇体虚汗多，应避免对流风，电风扇及空调风直吹，以防产妇感冒。

（4）产妇休养的房间不应放置芳香类花卉，以免引起产妇及新生儿过敏反应。

（5）产妇家中不能养宠物。

四、照料产妇洗漱、洗澡

产妇在分娩7~10天内，因身体虚弱，或因剖宫产、侧切术后刀口疼痛等原因，活动受到限制，或因天气闷热潮湿，产妇出汗多需要擦洗。这时，家政服务员要因时、因人而异地协助产妇进行清洗护理。

（一）照料产妇漱口、刷牙

产妇每餐饭后都要用温开水漱口，早、晚用温开水刷牙。家政服务员应予以指导。

家庭小贴士

家政服务员应给产妇备好温开水，将牙膏挤在软毛牙刷上，慢慢轻轻地刷牙，不可用力过猛。

（二）照料产妇洗头

（1）备好2~3盆40摄氏度左右的热水，让产妇横躺在床沿，头及肩下应铺塑料布及大浴巾。

（2）洗头时一手托住产妇颈部，一手用小毛巾将头发沾湿，取适量洗发液在产妇头上轻轻揉搓，再用小毛巾涮掉洗发液。

（3）换第二盆水，涮净并擦干头发。

（4）让产妇取舒适位置半坐位，待头发彻底晾干再躺下。

（三）照料产妇洗澡

产妇因分娩方式和分娩季节不同，个人体质不同，为其洗澡的方法也不相同。

1. 床上擦浴

多适用于产后时间短，不适宜淋浴的产妇和侧切术后会阴有伤口或剖宫产腹部有伤口暂不能洗淋浴的产妇。

（1）物品准备：关好门窗，调节好室内的温度（24~26 摄氏度为宜）。备好毛巾、浴巾、洗发液、肥皂、盆和 50~52 摄氏度的热水。

（2）擦浴步骤：

脸 → 颈部 → 上臂（两侧） → 腋窝 → 胸部 → 腹部 → 背部 → 腹股沟 → 腿（两侧）

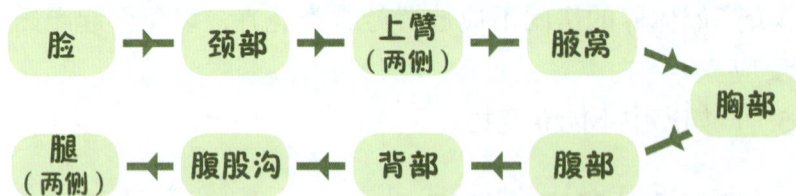

（3）注意事项：擦洗哪个部位就露出哪个部位，擦完后立即盖好，以免产妇着凉。擦浴完毕，立即为产妇换上干净衣服，整理床铺。如床单需要更换，应及时予以换洗。

2. 淋浴

适用于自然分娩，身体状况良好的产妇。

（1）物品准备：关好门窗，室内温度调到 24~26 摄氏度，浴室温度调到 26~32 摄氏度，水温调到 40~45 摄氏度。备好毛巾、浴巾、洗发液、肥皂、换洗衣物等。

（2）注意事项：洗浴时间不宜过长，10 分钟左右为宜；产妇洗澡时，家政服务员应随时观察浴室内产妇情况；洗浴完毕后，协助产妇擦干皮肤，穿好衣服走出浴室；产妇稍事休息后，为产妇准备一杯红糖水，嘱其喝下。

家庭小贴士

产妇产后严禁洗盆浴，以免发生生殖道逆行感染。

（四）照料产妇清洗会阴

1. 物品准备

专用小盆、专用小毛巾、30~40 摄氏度温水。

2. 步骤

（1）产妇先排尿；（2）自行清洗、协助擦；（3）换上干净卫生巾；（4）更换干净内裤。

五、为产妇清洗衣服

产妇分娩后出汗多、恶露多，衣裤较脏，家政服务员应不怕麻烦，经常督促或协助产妇更换清洗衣物。

（1）产妇换下的衣服要与他人衣服分开，单独清洗。

（2）洗衣勿用洗衣粉，应选用中性肥皂。洗完要将皂液漂洗干净。

（3）洗净晒干后折叠整齐，与平时换洗衣物一起存放。

（4）沾有血污内裤、长裤先用清水洗，拧干放入盐水盆中浸泡大约 30 分钟，再打肥皂搓洗，涮净后晒干。切忌用热水烫。

第四节 产妇意外情况处置

产妇产后身体虚弱，自身抵抗力下降，加之哺乳消耗过多或产程不顺利，又做过侧切或剖宫产手术，极易引起产后不适或意外情况发生，家政服务员应熟悉这些方面的知识，以便对症处理。

一、发热

产后 1~2 天，如体温略高，但未超过 38 摄氏度，多半为产妇产后正常反应。如产妇产后体温超过 38 摄氏度，合并有以下情况，应立即进行处理。

（一）乳腺炎

（1）乳房部位可触到硬结或硬结处皮肤发红、发热，触摸时产妇有痛感，但体温不高。

处置方法：① 硬结处做温、湿敷或外敷中药，贴敷仙人掌或土豆片。② 继续进行母乳喂养，增加喂奶次数，防止乳汁滞留。

（2）乳房出现剧烈疼痛，乳房皮肤颜色发生改变，产妇突然出现寒战、突发高热39摄氏度以上，此为重症乳腺炎症状。

处置方法：① 家政服务员应提醒产妇及其家人迅速就医进行治疗。② 家政服务员每天定时用吸奶器将奶吸出，保持乳腺管通畅，防止回奶。

家庭小贴士

外敷中药可用如意金黄散和醋调匀，外敷在硬结处。仙人掌去皮、刺，切成片或捣碎后外敷，土豆片切成0.5厘米厚，外敷均可。

（二）产褥感染

胎儿娩出后，产妇阴道流出的分泌物称之为恶露。正常恶露有血腥味、无臭味。如果发现产妇恶露有臭味，下腹部疼痛，吃饭减少，全身无力，多半是产褥感染。

处置方法：① 家政服务员应立即给产妇测体温。如体温高达38.5摄氏度以上，应判断为产褥感染。② 建议去医院就医。③ 提醒并督促产妇注意外阴清洁。

二、出血

家庭小贴士

家政服务员千万不要惊慌失措，以防引起产妇精神紧张，导致出血更多。

正常情况产妇恶露排出持续2~4周，总量约为500毫升。其间家政服务员应注意观察恶露的色、味、量。如果产妇在4周内恶露不断或有血量突然增多，腹痛加重并有血块等症状，则为出血。

处置方法：① 家政服务员应立即让产妇卧床休息。② 告知家人尽快送产妇去医院进行诊断治疗。

服务案例

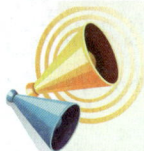

好心办错事的家政服务员

家政服务员小刘工作细心、勤快，对产妇、新生儿都照顾得非常周到，产妇及其家人十分满意。因产妇平时十分喜欢吃韭菜，经常央求小刘做韭菜蒸包。产后二十多天，小刘觉得快出月子啦，满足一下产妇的愿望吧，便为产妇蒸了三次包子，又做了一次韭菜炒鸡蛋、一次韭菜炒绿豆芽。产妇的口味满足了，谁知奶水渐渐地少了，孩子不够吃了。产妇的婆婆来探望，得知此情况，对着小刘大吵大闹，说小刘断了孩子的粮食。小刘真做错了吗？

博士点评

首先要肯定的是小刘好心办错事。中医历来强调"药食同源"或我们吃的食物都有药理作用。既有适宜之处，又有禁忌之处。有些食物妈妈吃了还会影响到宝宝。现在让我给你举些实例说明产妇产后饮食的作用。

◎黄豆芽益气和中、生津润燥、清热解毒，它与排骨同炖既增加营养，又防止便秘。

◎黄花菜利湿热、利尿、宽胸、止血、下奶，与瘦猪肉同炖既补铁又下奶。

◎丝瓜鲫鱼汤清热解毒、益气健脾、通调乳汁。

◎黑芝麻炒熟，碾碎做成芝麻盐，可快速增乳。

但有些食物会对产妇或宝宝产生不利的作用，如大蒜、大葱、香菜会使奶有怪味；圆葱、大豆吃多了会使宝宝胀气；西瓜、黄瓜、梨等寒性水果会让宝宝拉肚子；汤的油性太大影响宝宝的消化吸收，大便中混有奶瓣，同时易使乳腺管堵塞，发生乳腺炎。最后告诉你，韭菜还真的有回乳作用。

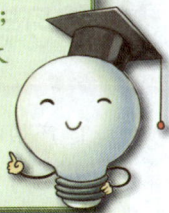

家庭博士答疑

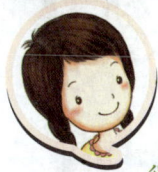

博士，我已经照顾过三个产妇了，每个产妇产后都会出汗很多，这是为什么呢？

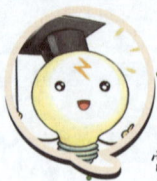

是啊！不管天热、天凉，甚至冬天，产妇分娩后总是比正常人汗多，有的大汗淋漓，如果稍微活动或吃饭、喝水后，更是汗流满面。现在就让博士告诉你这是为什么？

产妇在怀孕期间，体内水分积蓄，仅是血液就比孕前增加30％左右。一个正常人的血液量为4000~5000毫升，而孕期则要增加1000毫升之多。分娩之后，这些体液在体内就会成为多余的东西，不排出体外会增加心脏负担。

体内水分排泄有三个主要途径：

1. 通过肾脏由尿液排出。

2. 通过肺的呼吸排出。

3. 通过汗腺由皮肤表面的毛孔蒸发。

这就是产后汗多的道理之一。

孕期甲状腺机能亢奋，脂肪、糖、蛋白质代谢旺盛，代谢过程中废物排泄增多，这是产后出汗多的道理之二。

总之，产后出汗多是一种正常生理调节现象，不必担忧。

练习与提高

1. 产妇临产前有哪些先兆？如需紧急入院需要准备哪些物品？

2. 产后产妇应吃几顿饭？你掌握哪些食谱制作方法？

3. 产妇分娩后24小时内，根据她们不同的分娩方式，你在照料过程中应注意什么？

4. 回家后照料产妇有什么要求？

5. 你会照料产妇洗澡及洗衣物了吗？

6. 产妇突然发高热你会处理了吗？

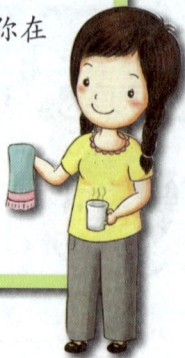

第四章 新生儿照料

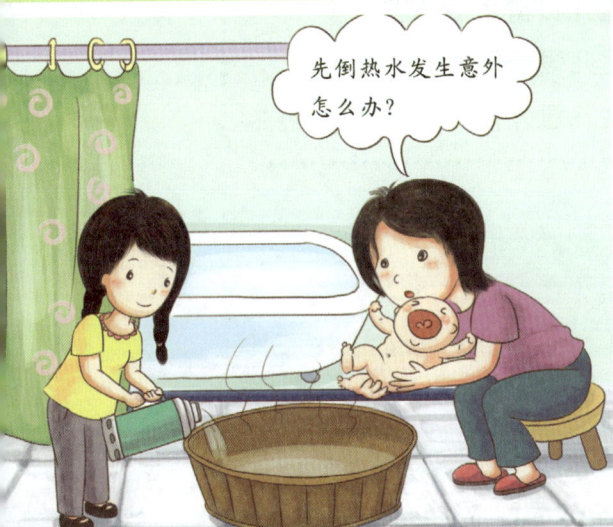

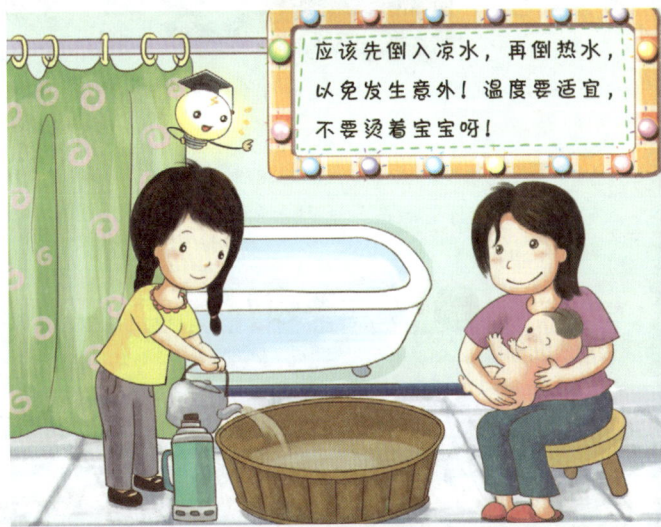

学习目标

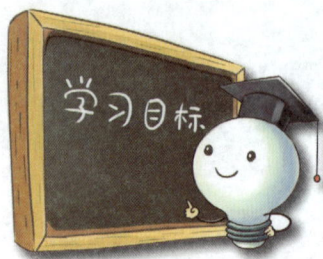

本章应掌握的基本知识要点：

1. 新生儿生理特点

2. 新生儿喂养

3. 新生儿日常生活照料

4. 新生儿爱抚触摸

5. 新生儿意外情况处置

基本要领

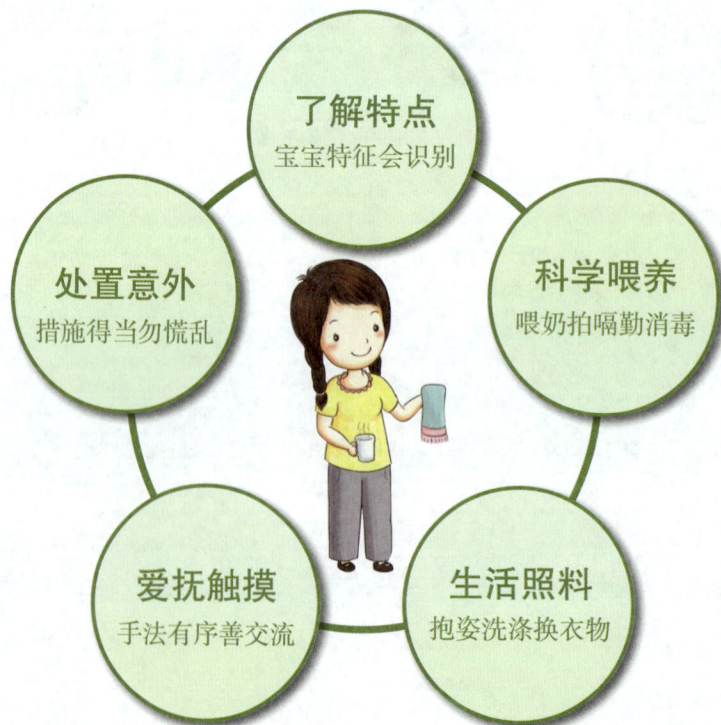

了解特点
宝宝特征会识别

科学喂养
喂奶拍嗝勤消毒

生活照料
抱姿洗涤换衣物

爱抚触摸
手法有序善交流

处置意外
措施得当勿慌乱

第一节　新生儿生理特点

　　宝宝在新生儿期（出生至满 28 天），面对不同于母体内的外部生活环境，每天都会有变化。家政服务员要做好新生儿照料工作，首先应对新生儿的生理特点有所了解。

一、体重与身长

　　由于母体环境的不同，每个新生儿出生时的体重、身长也各不相同。绝大多数新生儿出生 3~4 天后，体重会略有下降，至 7~10 天又恢复到出生时的重量。待 28 天后，体重约比出生时增加 1000 克（两斤左右），身长应比出生时增加 3~4 厘米。

> **家庭小贴士**
>
> 　　新生儿出生后 3~4 天，因母乳喂养不足，胎粪、尿液排出等原因，体重会略有下降。这一现象称为生理性体重下降。

二、头部特征

　　新生儿头部比例较大，约占其身体的 1/4。如果是经阴道生产，头部形状容易被拉长，也可能会出现头皮下肿胀，这种现象在 6~10 周后会自然消失。另外，每个新生儿头部都有两个软化区域，称为囟门。较大的囟门位于头顶部，较小的囟门位于枕后部。

三、呼吸特征

　　新生儿呼吸以腹式呼吸为主，每分钟 40 次左右（腹部一起一落为一次）。

四、体温特征

新生儿正常体温比成年人要高，一般在 37~37.5 摄氏度之间，且吃奶、啼哭后还会升高。

五、大便特征

新生儿出生后 12 小时开始排大便，大便呈绿色或黑绿色黏稠状，一般 3~4 天可排净，此时大便称为胎便。吃母乳后，大便渐转为金黄色糊状，一天 4~6 次。如喂配方奶粉，大便呈淡黄色，渐渐成形，一天 1~2 次。

家庭小贴士

前囟门于 1~1.5 岁闭合，后囟门在 2~3 个月内闭合。前囟较大，仅有一层薄薄的结缔组织覆盖，为其洗头时，要轻轻触摸，不可用力过大。

六、小便特征

尿液清凉，呈淡黄色，约 1~3 小时排尿一次。

家庭小贴士

了解宝宝在浅睡时的表现，千万别把这些当做宝宝的不适，用喂养或其他照料方法过多打扰宝宝。

七、睡眠特征

新生儿每天要睡 18~20 小时，其睡眠分为深睡与浅睡。深睡时眼球不动，呼吸规则，肢体很少活动；浅睡时有吸吮动作，面部表情丰富，眼球时有在眼皮下转动。

八、黄疸

新生儿常在出生后第 2~3 天出现黄疸，一般第 4~6 天最重，第 10~14 天逐渐消退。

家庭小贴士

　　黄疸表现为新生儿皮肤、白眼球发黄。其发生顺序为面部→胸、腹部→四肢、手心、脚心。消退时从下往上，最后是面部。

第二节 新生儿喂养

一、母乳喂养

　　母乳营养丰富，新鲜卫生，且含有多种预防疾病的抗体，是新生儿的最佳食物。进行母乳喂养，不仅便于新生儿消化吸收，减少疾病的发生，还可以使其得到母亲更多的爱抚。

（一）母乳喂养的方法

　　（1）喂奶前先给新生儿换好清洁尿布。

　　（2）用乳头刺激新生儿口唇，待新生儿张大嘴时，迅速将全部乳头及大部分乳晕送进新生儿口中（如图4-1、4-2）。

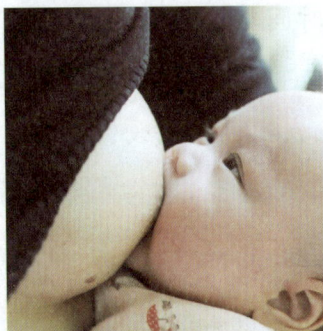

图 4-1　正确含乳头方法

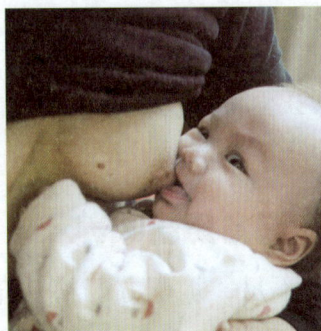

图 4-2　错误含乳头方法

（3）喂奶后，将新生儿竖抱怀中，用空心掌（四指伸直并拢自然前倾与拇指并拢，至掌心凹陷）轻轻拍打后背，至其打嗝排除吞咽的空气（如图4-3、4-4）。

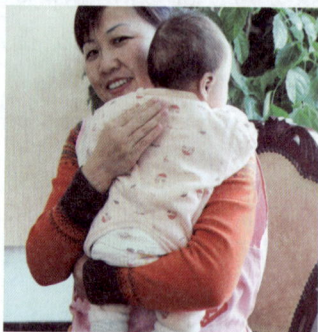

图 4-3 拍嗝的抱姿

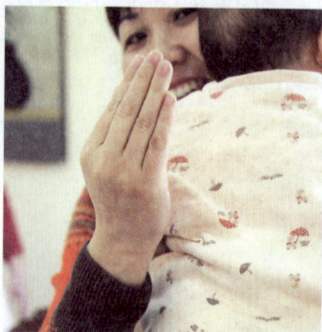

图 4-4 空心掌

（二）母乳不足的判断

母乳喂养如有下列情况，说明母乳不足，应适当补充配方奶粉。

（1）宝宝吃奶时间长，听不到吞咽声。

（2）睡觉不香，时间不长就哭闹，且来回转头寻找奶头。

（3）大、小便次数减少，量也少。

（4）体重不增加或增加缓慢。

家庭小贴士

产妇生产后，应24小时与新生儿在一起，做到早接触、早开奶、早吸吮，按需喂奶（没有时间与次数的限定）。

用奶瓶喂奶或水，一定要将宝宝抱起，头要略高。不可以让宝宝完全平躺在床上喂养。

二、配方奶粉喂养

母乳不足，加配方奶粉补充，这种方式称混合喂养。完全用奶粉喂养，称人工喂养。

（一）配方奶粉的调制

（1）洗净双手，取出消毒好的奶瓶，倒入一定量50摄氏度左右的温开水。

（2）用专用奶匙以平匙量出所需奶粉，加入奶瓶中（如图4-5）。

（3）旋紧奶嘴盖，轻轻摇晃瓶身，使奶粉溶解至浓度均匀。

（二）食用奶粉宝宝的喂养方法

（1）将配好的奶汁滴几滴在前臂内侧，以感觉不烫或不太凉为宜。（如图4-6）。

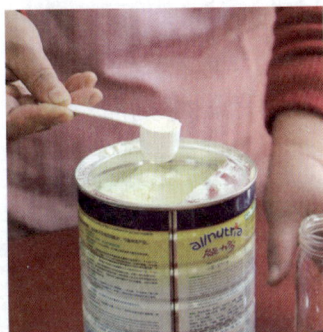

图4-5 用标准计量奶粉

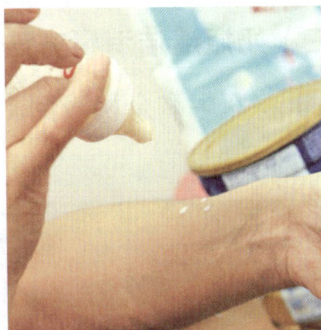

图4-6 测试奶粉温度

（2）将宝宝抱入怀中，用奶嘴轻触宝宝下唇，待其张开嘴后顺势放入奶嘴（如图4-7）。

（3）为防止宝宝吞入空气，喂奶中要注意抬高奶瓶底部，始终使奶液充满奶嘴（如图4-8）。

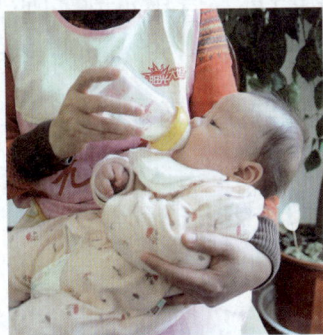

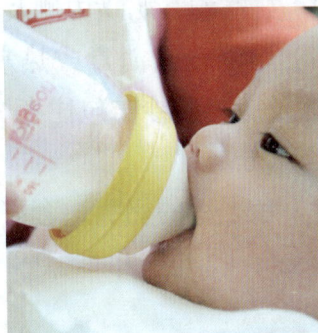

图4-7 抱宝宝用奶瓶喂奶姿势　图4-8 抬高瓶底让奶液充满奶嘴

家庭小贴士

喂奶、喂水过程中，家政服务员要多与新生儿进行目光交流、语言交流，使宝宝感到温暖与爱。

（4）喂奶完毕，立即拍嗝（方法同母乳喂养）。

（5）两次喂奶中间，应加喂一次温开水，水量以不超过奶量为宜。

（6）合理掌握喂奶量，一周内一次喂 35~40 毫升（奶粉量仍为一平匙），2~3 周可增至 60~90 毫升，每天喂 5~6 次，间隔 2.5~3 小时。以后可根据其进食情况，适量增加。

（三）奶瓶清洁消毒方法

（1）将瓶中剩余奶液倒出，分别用专用瓶刷将奶瓶、奶嘴洗刷干净（如图 4-9）。

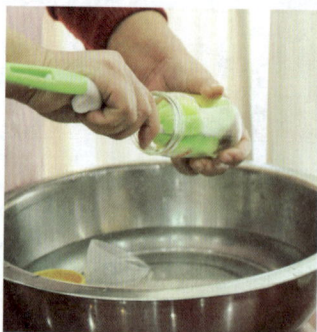

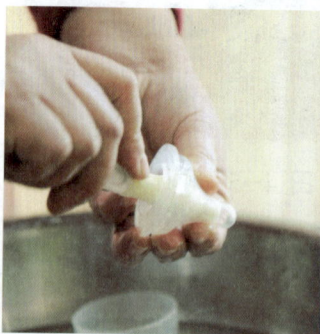

图 4-9 洗刷奶瓶方法

（2）奶嘴洞、奶嘴内侧及奶瓶盖的沟纹处，宜用小刷子刷洗。

（3）用消毒锅消毒或热水煮沸消毒，将奶瓶放入锅内煮 5~10 分钟，奶嘴及瓶盖用纱布包住煮 3 分钟。消毒后，用夹子取出，放在干净盘中沥干水分。

（4）晾干后的奶嘴，套好奶瓶盖，放入专用小盆中，盖上小毛巾备用。

第三节 新生儿日常照料

一、抱新生儿的方法

抱新生儿，正确的方法是将新生儿横抱在怀里，上身肢体要放松，肘关节约呈 80 度角，使新生儿头颈部靠在肘窝，前臂与手掌托住其背部与臀部，另一只手扶住髋部（如图 4-10）。

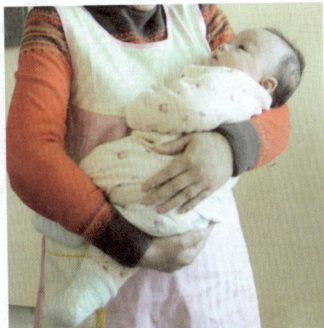

图 4-10 正确抱新生儿方法

家庭小贴士

新生儿颈部肌肉松软，正确的抱姿应为躺抱。除拍嗝外不宜将小儿竖起。

二、照料新生儿睡眠

营造安静适宜的入睡环境，根据室温，选择薄厚适中的棉被，为新生儿取仰卧位，不用枕头，头部可垫几层棉布。

家庭小贴士

新生儿能自动入睡，不要用抱、摇等人为方法促其入睡，更不能让其含着奶头睡。

三、更换尿布的方法

尿布分为布尿布和纸尿裤两大类，更换方法为：

（1）更换前将所有必需品（干净尿布、专用毛巾、专用盛温水的小盆、护臀霜等）放在伸手能够到的地方。

（2）用一只手将新生儿双足轻轻抬起，另一只手将尿布由前向后取下，顺便用未污染的尿布边缘擦拭会阴部和臀部，然后对折，将屎尿裹在尿布里面，放入盆内。

（3）用专用盆、专用毛巾蘸温开水将臀部洗净、擦干，涂抹适量护臀霜。

（4）如选用纸尿裤，先将干净纸尿裤展开抚平，然后轻轻抱起宝宝放在上面，再将纸尿裤固定在脐下。注意粘条不能粘到新生儿皮肤上（如图4-11）。

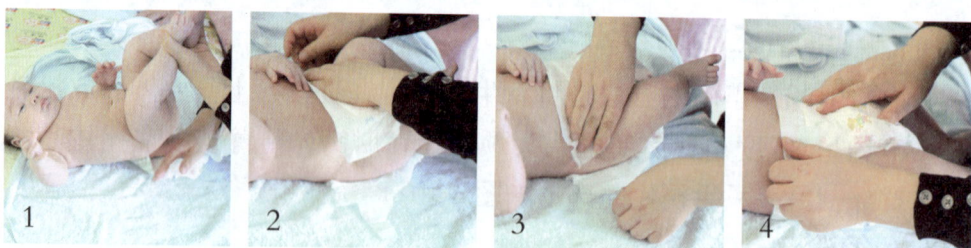

图 4-11 更换纸尿裤示意图

（5）如选用纯棉布或豆包布尿布，可将条形尿布放在三角形尿布上，男孩前端垫厚些，女孩后面垫厚些。先垫条形尿布，再将三角形尿布垫好（如图4-12）。

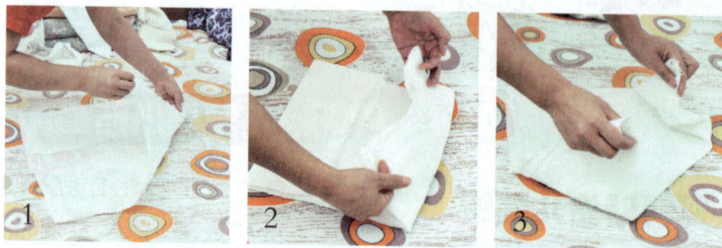

图 4-12 三角形与条形尿布折叠方法

四、穿脱衣服的方法

（一）穿上衣（如图4-13）

（1）先将衣服打开平放在床上，让婴儿躺在平放好的衣服上。

（2）家政服务员先将自己一只手从袖口伸进去，抓住婴儿一只手，然后用另一只手将衣袖一点点地往上拉。以同样的方法给婴儿穿对侧的衣袖。

（3）把穿好的衣服展平拉好拉链或扣好扣子。

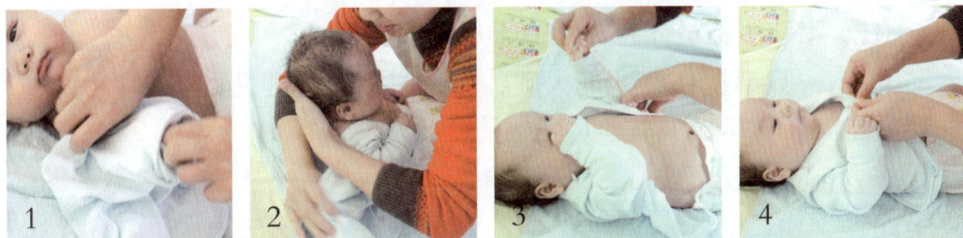

图 4-13 为新生儿穿上衣

（二）穿下衣（如图 4-14）

（1）家政服务员先把一只手从裤脚沿裤筒伸进去，另一只手握住婴儿的一只脚放在已伸入裤腿中的手中，然后将婴儿裤子一点一点往上拉，用同样的方法再穿另一侧裤筒。

（2）将婴儿屁股稍稍抬起，双手将裤子提至腰部。

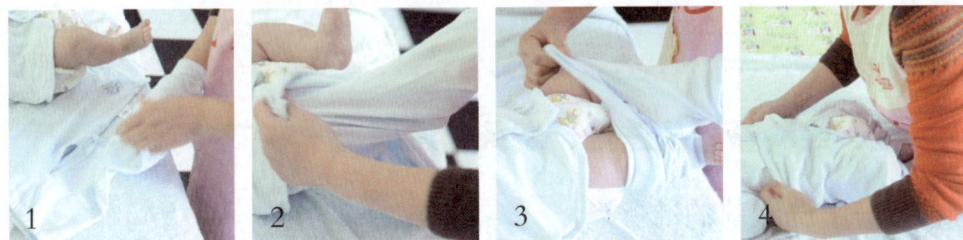

图 4-14 为新生儿穿下衣

（三）脱上衣（如图 4-15）

（1）家政服务员把婴儿抱在怀中，将拉链或纽扣拉（解）开，从一只袖笼抓住婴儿的肘部，弯曲后把袖子褪下来。

（2）用同样的方法，将另一侧袖子褪下来。

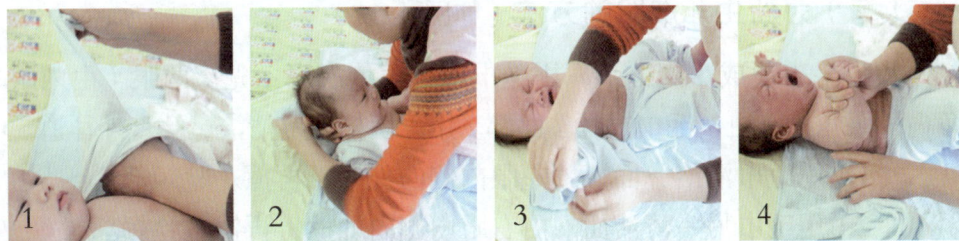

图 4-15 为新生儿脱上衣

（四）脱下衣（如图 4-16）

（1）家政服务员先将婴儿裤子从腰部褪下。

（2）一只手握住婴儿的大腿，另一只手拉住婴儿的裤脚将裤腿褪下，用同样的方法褪下另一只裤腿。

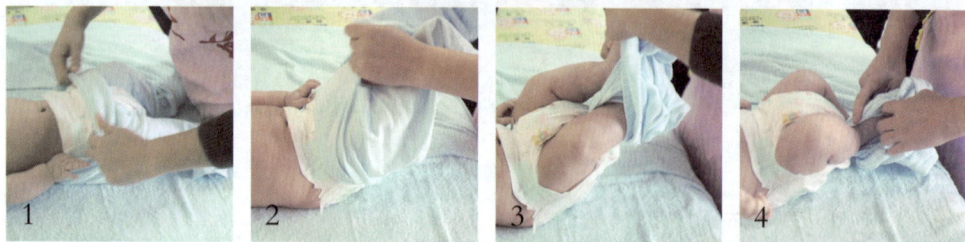

图 4-16　为新生儿脱下衣

家庭小贴士

新生儿衣服应选择纯棉衣料，式样最好是系布带的开身衣物，袖口肥大，好穿好脱。

五、照料新生儿洗脸、洗头、洗澡

（一）洗漱前的准备

（1）新生儿洗漱时间选择在喂奶后 1 小时左右。

（2）关闭门窗，室温保持在 24~26 摄氏度。

（3）准备好澡盆、浴巾、小毛巾、长条巾、浴液、干净内衣、尿布、包被、护臀霜、酒精、无菌棉签等物品。

（4）水温调至 38~40 摄氏度，也可用手肘内侧测试水温，不烫为宜。

（二）为新生儿洗脸的方法（如图 4-17）

将小毛巾叠成小四方形，用毛巾四个角依次序：先擦两眼（由内眼角向外眼角擦）更换毛巾擦耳、面部。用无菌棉棉签清洁鼻孔、外耳道。

（1）用毛巾清洁一面，由左眼内侧向外擦，再擦左脸颊部。

（2）用毛巾另一清洁面，由右眼内侧向外擦，再擦右脸颊部。

（3）将叠好的毛巾打开再对折，用其中一清洁面擦前额至发际。

（4）用另一清洁面擦口唇周围及下颌。

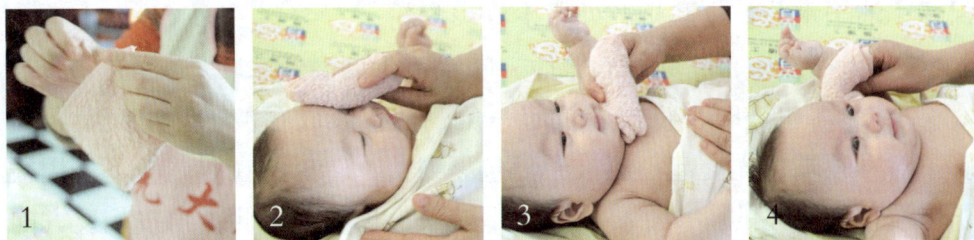

图 4-17　为新生儿洗脸

（三）为新生儿洗头的方法（如图 4-18）

将新生儿的双腿夹在腋下，用手臂托住其背部，手掌托住头颈部，拇指和中指分别堵住新生儿的两耳，将浴液涂于另一只手上，分别洗头、洗颈、洗耳后，最后用清水擦干。

（1）盆中放入适量温水（40~42 摄氏度），家政服务员将婴幼儿抱起仰卧在自己前臂上，左手拇指和中指从枕后将婴儿耳郭压住外耳道。

（2）用左肘臂弯和腰部夹住婴幼儿下肢，右手用小毛巾将婴幼儿头发浸湿，涂少许洗发露轻轻揉搓。动作要轻柔，注意洗发水不要流入宝宝眼里。

（3）用清水冲洗干净头发，再用干毛巾擦干。

（4）用干净湿毛巾擦脸、颈部、耳后，最后用干棉签擦拭外耳及耳孔周围。

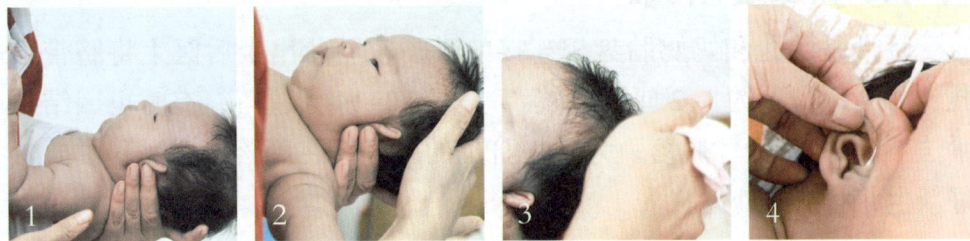

图 4-18　为新生儿洗头

（四）为新生儿洗澡的方法（如图 4-19）

（1）将盆底垫上浴巾，脱去新生儿衣服。

（2）按洗脸→洗头→颈部→前胸、腹部→两侧腋窝、胳膊、手→背部→两侧大腿根、大腿、小腿→脚的顺序为宝宝洗澡。

（3）洗澡时间以 5~10 分钟为宜，洗完迅速将新生儿包入大浴巾中保暖、沾干水分。皮肤折叠处撒少许爽身粉。

（4）换好尿布、穿好衣服后，喂宝宝少许温开水。

（5）需包被时，将被子折起一角，把宝宝放在被子对角线上，让脖子对准顶端。先提起一侧被子角包裹婴儿，转折放在婴儿身下。用被子尾端包住婴儿的脚，在婴儿身躯下拉平，再将另一侧被角按相反方向折转包住婴儿的肩膀，并注意使被子松紧适当。

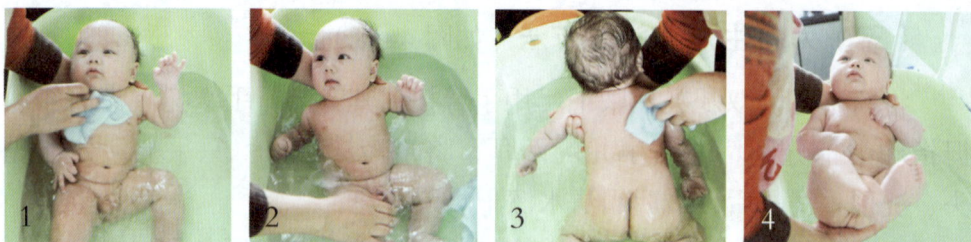

图 4-19 为新生儿洗澡

在新生儿脐带未脱落前，洗澡时不要浸湿脐部。洗澡不要用力擦拭，以免损伤宝宝皮肤。如果在洗澡时保持微笑，常给宝宝说话和唱歌，定能给宝宝一个愉快的心情。

六、脐部处理方法

脐带是胎儿和妈妈胎盘相连接的带子，胎儿出生后医生将脐带结扎、剪断，留下约 1~2 厘米残端。一般在 3~14 天脱落，有时也因结扎手法不同 20 多天才脱落。为防止脐炎的发生，在脱落愈合过程中要做好新生儿脐部的处理。

（一）脐带未脱落前处理

提起脐带残端，用蘸取 75% 酒精的无菌棉签围绕脐带根部进行消毒，每日 1~2 次（如图 4-20）。

（二）脐带脱落后处理

左手将粘连的脐窝分开，右手持蘸 75% 酒精棉签将脐窝内分泌物擦净。

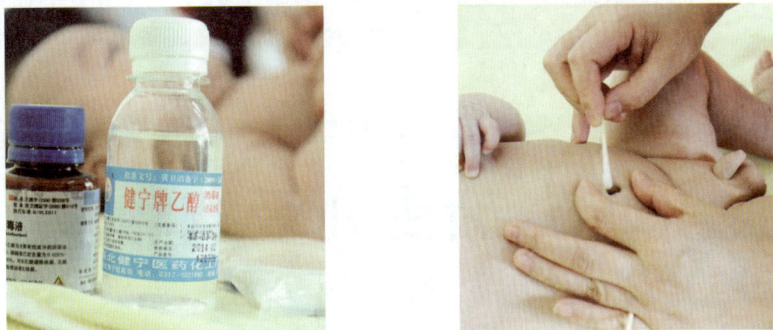

图 4-20 用酒精棉签擦拭脐根部

七、眼、耳、鼻、指（趾）甲的护理方法

（1）为新生儿清洁眼睛时，要洗净双手，用专用毛巾、小面盆、温开水，由内眼角轻拭至外眼角。如果眼部有分泌物，先用无菌棉签蘸温开水洗净，再滴托百士眼药水，每次一滴，一天 2~3 次。

（2）新生儿鼻部如有污物，可用温水轻轻擦拭。鼻痂堵塞时可用棉签蘸香油润滑鼻腔，以保持宝宝鼻部的清洁、干燥、通畅。

（3）对耳部的照料，一是注意洗澡时不要使水浸入耳内，二是经常为新生儿变换头部位置，以防耳部受压，影响血液循环。

（4）新生儿指（趾）甲长得很快，一般在宝宝熟睡时使用儿童指甲剪修剪，不要留有甲尖，以免新生儿抓伤自己。

八、通风及其他注意事项

有鼻痂不要硬掏，涂抹香油后过一会鼻痂就会随呼气滑出来。

因为所有照料新生儿的活动都在室内进行，故为其营造一个温度适宜、空气清新的室内环境非常重要。中国传统的习惯是不让新生儿见风。因此，门窗总是关得严严的。实际上这并不利于新生儿的生长发育。正确的做法应该使室温保持在 20~25 摄氏度，每天坚持开窗通风（只是不要让对流风直吹到新生儿身上），以保持室内空气清新。另外，由于新生儿抵抗力弱，家政服务员也要养成照料宝宝前先洗手的习惯。外出归来后，记得先更换衣服、洗手再照料宝宝。

第四节 新生儿爱抚触摸

新生儿抚触是按照一定的顺序，轻轻地触摸肌肤，以促进其血液循环，刺激感觉器官的发育，提高身体抵抗力，促进成长的一种科学照料技法。

一、抚触前的准备

（1）关闭门窗，室内温度调至 26~28 摄氏度，有条件播放音乐更佳。

（2）在床上选择适当位置或选择一个柔软平坦的台子。

（3）家政服务员要剪短指甲，清洗双手，擦干后涂抹润肤油，双手掌均匀摩擦，将双手搓暖。

二、抚触的方法

（一）抚触前额

双手大拇指放在新生儿眉心，其余四指放在新生儿头部两侧，拇指从眉心向太阳穴方向滑动（如图 4-21）。

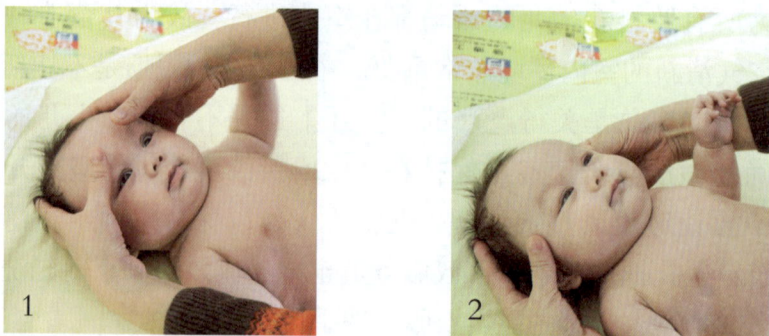

图 4-21 抚触前额

（二）抚触下颌

双手拇指放在新生儿下颌正中央，其余四指放在新生儿脸颊两侧，双手拇指向外方按摩至双耳下方（如图4-22）。

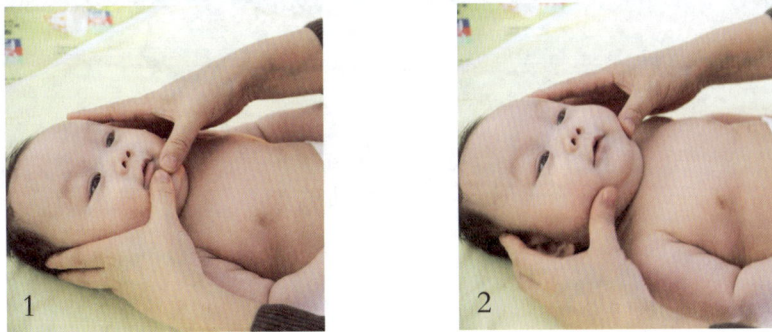

图 4-22　抚触下颌

（三）抚触头部

左右手交替动作，用手指肚部位从新生儿头部发际滑向后脑直至耳后（如图4-23）。

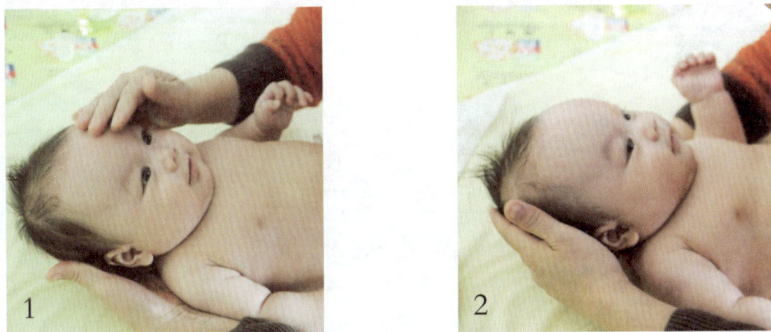

图 4-23　抚触头部

（四）抚触胸部

双手放在新生儿胸前左右肋部，右手滑向左上侧，按摩至左肩部，换左手按摩至右肩部（如图4-24）。

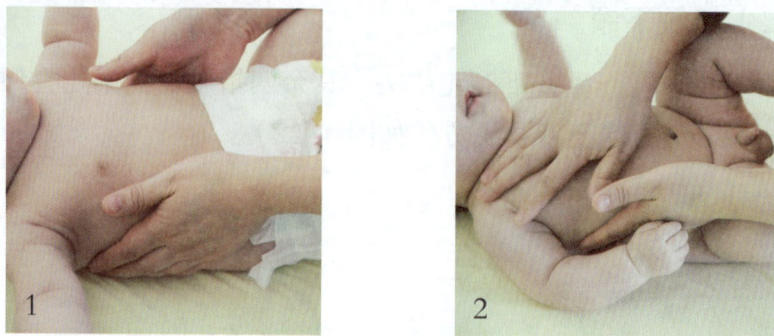

图 4-24　抚触胸部

（五）抚触腹部

将右手放在新生儿腹部右下方，沿顺时针方向做圆弧形滑动，左手紧跟右手从右下腹部做弧形按摩（如图 4-25）。

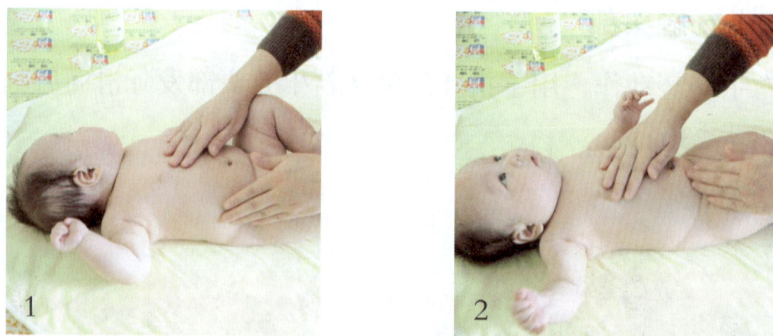

图 4-25　抚触腹部

（六）抚触四肢

抚触上肢：双手握住新生儿一只胳膊，沿上臂向手腕的方向按摩，一直滑动到手掌手指，做完一只手臂换另一只手臂（如图 4-26）。

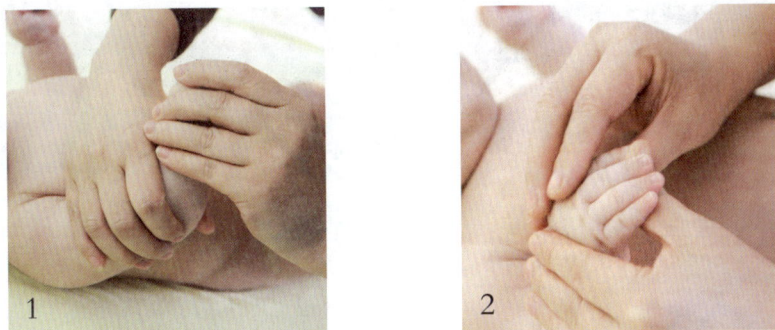

图 4-26 抚触上肢

抚触下肢：双手握住新生儿一条腿，将腿抬起，由大腿根部向下滑动到脚踝，按摩脚掌、脚趾，做完一条腿换另一条腿（如图 4-27）。

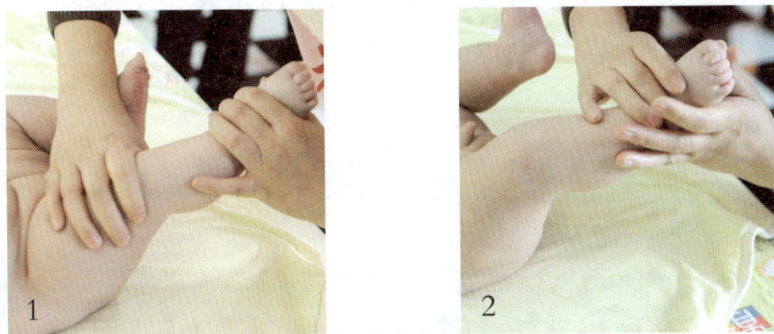

图 4-27 抚触下肢

（七）抚触背部

双手沿背部脊柱两侧向外滑触，从上至下依次进行，左右手交替放于背部脊柱上，由上向下滑触（如图 4-28）。

家庭小贴士

抚触最好在新生儿洗澡后进行。整个操作过程要面带微笑，与宝宝进行情感交流。一旦新生儿哭闹，要立即停止抚触。如果新生儿患病，身体不适，可暂停抚触。

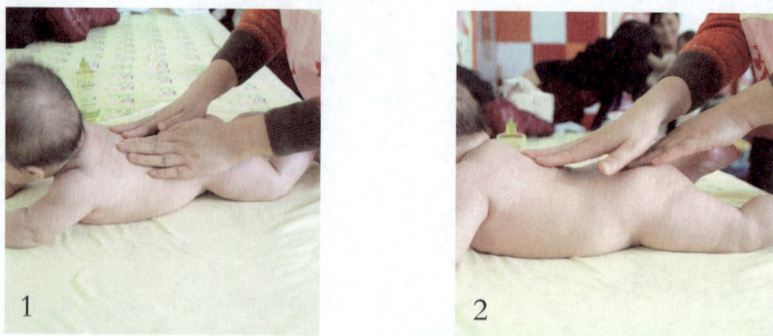

图 4-28　抚触背部

（八）抚触要求

每个动作重复 4 遍，全部动作 15 分钟内完成。抚触结束，换好尿布，将婴儿抱回原位，盖好被子。

第五节　意外情况处置

在新生儿期，由于新生儿各器官发育不完善，在适应外界环境过程中会出现一些意外或不适。常见的情况有：

一、溢奶

新生儿由于卧位为主，胃的形状和位置是横位，所以喂奶后婴儿一活动，奶就很容易从胃中返流到食道、口腔，造成溢奶。发现溢奶可采取以下措施：

（1）家政服务员将新生儿转换为侧卧，让溢出的奶渍流出口腔。

（2）及时清理新生儿口及鼻中遗留的奶液，以防吸入气管。

（3）竖抱起宝宝，按拍嗝方法轻拍其背部。

（4）如发现新生儿面部青紫，要立即报告用户，拨打120急救电话。

二、脐部发炎

新生儿脐周发炎，脐根部有少量分泌物，可先做局部处理，用无菌棉签将分泌物擦净，再用75%酒精棉签由脐窝中央向周边擦2~3遍，最后在脐根部和脐窝处涂0.5%碘伏（注意不要涂在周围皮肤上）。

如发现新生儿脐周皮肤红肿，脐根部分分泌物有臭味，同时伴有发烧、不吃奶、嗜睡、没精神，家政服务员应立即报告用户送医院诊治。

三、呼吸道感染

表现为新生儿口周发青、呼吸加快，不吃奶、哭闹、烦躁或没精神，此时，家政服务员应迅速报告用户并送医院就医。

四、烫伤

处理新生儿烫伤，可依据如下"四字诀"做紧急处置：

冲：迅速用冷水冲泡受伤部位。

脱：小心脱除新生儿伤处的衣物。

送：立即送医院诊治。

忌：使用涂抹碱面、酱油等偏方。

为预防新生儿烫伤，家政服务员应注意不要抱着宝宝干活，也不要抱着宝宝接触热源，如预备洗澡水、灌保温瓶等，更不要让宝宝直接接触装有热水的保温物品，如热水袋、热宝等。

服务案例

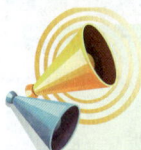

填写生活日志很有用

一新生儿出生18天，因肺炎和黄疸住院治疗15天，花去医药费8000多元。其母感觉心中不平衡，认为所聘请的家政服务员没有照顾好孩子，一气之下投诉到家政服务公司。

博士点评

　　听完新生儿母亲的诉说，让我们再了解一下事件的另一面：

　　孩子出生5~7天，看到黄疸未退，家政服务员曾建议为宝宝服用中药，遭到用户拒绝。后来她又建议带孩子去医院诊治，用户也没有同意。在此情形下，家政服务员只好与公司母婴生活家政服务员顾问进行沟通，说明原委，并格外细心地照料小宝宝。照料的细节也按规定一一记录在宝宝的生活日志上。可见，这位家政服务员并没有失职，而且因为照料得当，还延缓了宝宝症状的进一步加剧。

　　家政公司将这些情况向用户做了说明，取得了用户的谅解，用户很自责地说"我要早听大姐的话就好了。"

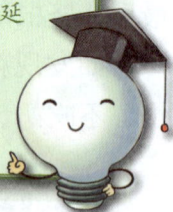

家庭博士答疑

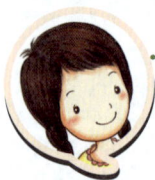

　　博士，我照料的宝宝出生20天了，近几天发现小屁股发红，白天还好一些，经过一夜越发加重。这是怎么回事？我该如何处理？

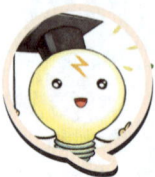

　　大小便中的酸、碱性物质对皮肤有刺激作用。小宝宝皮肤娇嫩，加上夜间尿布更换不及时，所以才出现臀红。你看到的现象还只是一般的红臀，严重的还会出现肿胀、皮破流水。

　　因此，你一定要记住：

　　1. 勤给宝宝换尿布，保持小屁股清洁、干燥。

　　2. 大便后用温水或绿茶水洗净屁股（绿茶水中含茶多酚，为弱碱性，可去除局部皮肤油腻，还具有消毒杀菌作用）。

　　3. 屁股发红可涂抹护臀霜，鞣酸软膏。有破溃处可涂抹红霉素软膏等。

　　4. 给新生儿穿上衣服，室温要保持在26~28摄氏度。宝宝屁股要每天晾2~3次，每次晾30分钟。

　　5. 尿布洗净后，要用开水烫、阳光晒，保持质地柔软。

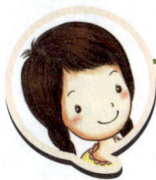

博士，我照料的新生儿已经22天了，最近发现他脸和头皮上出现了一些小皮疹，只要抱起他，小脸就往人身上使劲蹭，这是什么疹子呢？

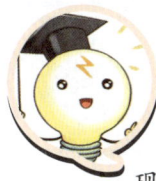

出皮疹的部位痒，宝宝才往大人身上蹭，这一定是湿疹。出现湿疹，首先在洗脸、洗澡的时候要用温开水，不要使用洗发水、浴液、肥皂等；其次要避免宝宝接触化纤衣物，妈妈穿的衣服和床上用品应全部使用纯棉面料；再就是防止来自哺乳方面的刺激源，建议宝宝妈妈暂禁海鲜，少吃盐，多吃富含维生素的蔬菜、水果等。

另外要记住，每次洗净湿疹部位后，不要忘了涂抹湿疹软膏。

练习与提高

1. 新生儿生理特点有哪些？
2. 怎样判断母乳喂养时的新生儿有没有吃饱？
3. 用配方奶粉喂养新生儿需注意哪些问题？
4. 照料新生儿日常生活包括哪些内容？
5. 为新生儿做抚触的顺序你记住了吗？
6. 新生儿发生烫伤你该怎么办？

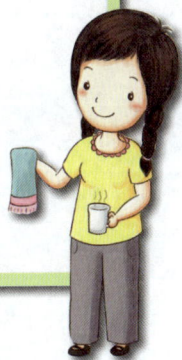

第五章 婴幼儿照料

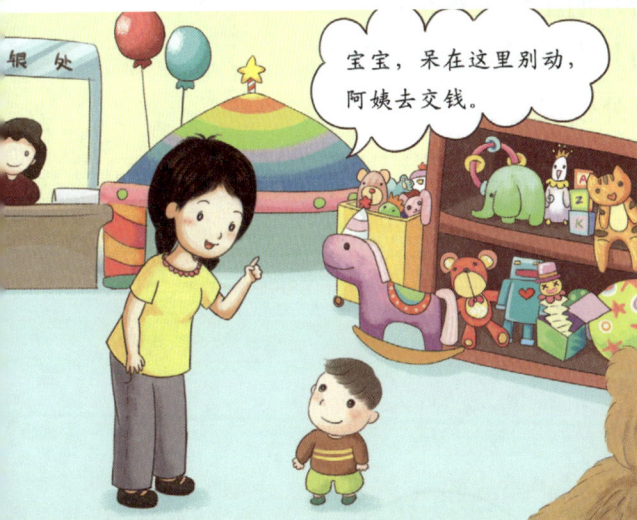

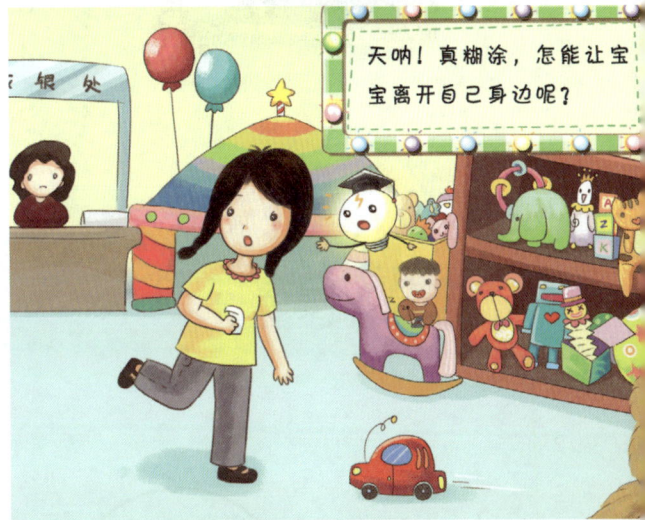

学习目标

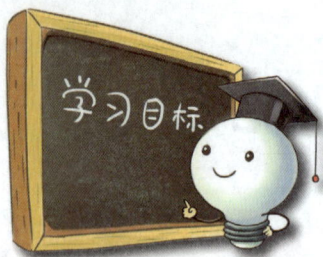

本章应掌握的基本知识要点：

1. 婴儿期生理发育特点

2. 婴儿生活照料及饮食要点

3. 幼儿期生理发育特点

4. 幼儿生活照料及饮食要点

5. 意外情况处置

基本要领

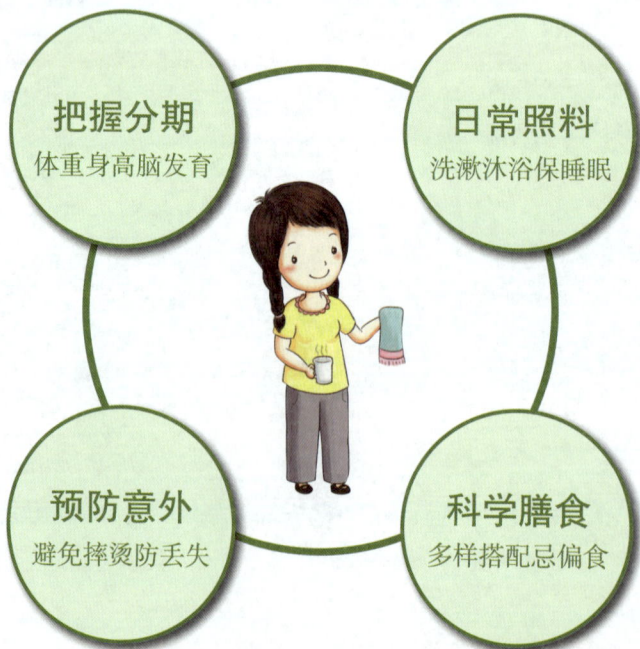

把握分期
体重身高脑发育

日常照料
洗漱沐浴保睡眠

预防意外
避免摔烫防丢失

科学膳食
多样搭配忌偏食

第一节 婴儿期照料

婴儿期是宝宝出生后生长发育最快的时期，也是胃肠功能较弱、抗病能力较差的时期。因此，家政服务员一定要注意婴儿的合理喂养，在照料宝宝过程中逐渐培养婴儿良好的卫生习惯。

一、生理发育特点

（一）体重

1岁时应达到或超过出生时的3倍。

（二）身长

身长是反映骨骼生长的指标。足月儿出生时平均身长为50厘米，1岁时增长约50%，达到75厘米。

（三）消化系统发育

3~4个月唾液开始分泌增多，胃容量从出生时25~30毫升增加到6个月200毫升，1岁时达到300~500毫升。小肠消化能力逐渐增强。

二、生活照料要点

（一）日常卫生

（1）每天要给宝宝洗脸、洗手，水温不要太热。早、晚各一次。

（2）冬天给宝宝用一些婴儿专用的润肤霜抹脸、手。

（3）夏天每天给宝宝洗澡。宝宝出生5个月就可以一只手扶着他，一只手给他洗澡了（如图5-1）。

① 为防滑，盆内底部铺一块毛巾。

②宝宝喜欢拍水，可在盆中放一浴巾。

③洗澡时间10分钟，洗完将宝宝抱出，放在大浴巾上。

④轻轻擦干身上水珠，为宝宝换上干净衣服。

家庭小贴士

在洗澡过程中，无论有什么急事，都不能将宝宝一个人留在水中。

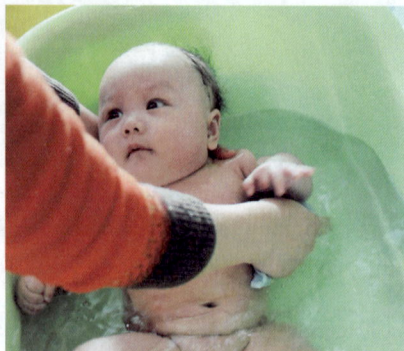

图 5-1　为婴儿洗澡

（二）衣着、鞋袜

（1）衣料选择吸汗性能好的纯棉制品。

（2）袜子要吸汗，大小要合适，袜口应松紧有度。

（3）鞋要选择轻便、柔软，大小合适，且能防滑。

（4）穿衣、脱衣应配合训练，告诉宝宝"伸手"、"伸腿"等，以让宝宝配合。宝宝听不懂，可用手示范协助，经常表扬宝宝的合作，慢慢就会使其主动伸臂入袖、伸腿穿裤了。

家庭小贴士

目前，有专家提倡宝宝可裸睡，其好处一可增强宝宝抵抗力；二可促进孩子智力发育。但家政服务员应得到妈妈的同意，并根据室温为宝宝选择薄厚适宜的被褥。

（三）睡眠

（1）睡前准备

①夏天应每晚洗澡，天气凉爽时每晚洗脸、洗手、洗脚、洗屁股、换内裤。②睡前半小时喂奶，吃饱后不要再让宝宝含乳头睡觉。③为

宝宝换上宽松衣服。

（2）宝宝睡觉时，卧室环境要安静，拉上窗帘，关闭灯，室温应保持 20~23 摄氏度。

（3）培养宝宝按时入睡、自然入睡的习惯。一般上午、下午各睡一觉，夜间睡眠不低于 10 小时。

（四）大小便训练

（1）5~6 个月后，试着培养宝宝定时、定点大小便的习惯，以减少尿床。

（2）宝宝睡醒后或喂奶后，都可试着把大小便，其方法如下（见图 5-2）：

① 家政服务员挺胸坐正。

② 将宝宝背紧贴自己身上。

③ 两手轻轻扶住宝宝的双腿。

④ 用"嘘"声表示小便，用"嗯"声表示大便。

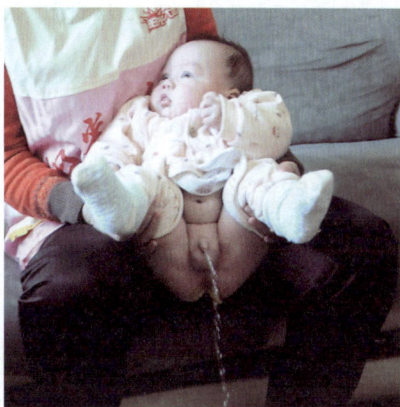

图 5-2 把婴儿大小便

（五）三浴锻炼

"三浴"即水浴、空气浴和日光浴。三浴锻炼是婴儿保健的最基本方法，可以增强婴儿的抵抗力。

家庭小贴士

如果宝宝在怀中打挺，不愿意让把便时，应立即停止，过一会儿再重试。

1.水浴

水浴是通过水温和水的机械作用对婴儿身体进行刺激，达到锻炼目的。

（1）婴儿洗澡、洗脸、洗脚的水温可调至 35~40 摄氏度。

（2）延时洗澡法：婴儿可在正常洗澡时间内延长 5 分钟左右。

（3）游泳：让宝宝重新回到熟悉的环境中（胎儿时期在羊水中），有利于增加其安全感，使其肌肉、骨骼、关节得到锻炼（如图 5-3）。

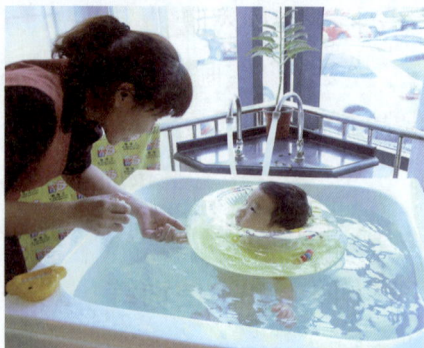

图 5-3 辅助婴儿游泳

2. 空气浴

宝宝满月后即可进行空气浴，这会使宝宝的皮肤和黏膜得到锻炼，宝宝及早适应气温变化，有利于身体增强抵抗力，使之健康发育。

（1）空气浴不能突然进行，要从室内开窗换气开始，最初时间为 3~5 分钟，冬天应更短一些。

（2）连续 2~3 天后，再把宝宝抱到阳台上，时间从 3 分钟渐渐增加到 15 分钟。

（3）渐渐适应后，再带宝宝到院子里或公园里进行空气浴。

3. 日光浴

日光浴，俗称"晒太阳"。应在暖和无风的日子进行，经常晒晒太阳，可促进婴儿的血液循环，预防佝偻病的发生。

（1）夏天不能在阳光下直射，适宜在上午 9:00~11:00 点钟、下午 3:00~5:00 点钟时的背阴处进行，时间从 3 分钟逐渐增加到 15 分钟为宜。

（2）开始身体暴露部位少一些，如先露手脚，以后慢慢增加。半个月后，日光浴时间可延长，并可让宝宝的胳膊、腿、脖子等多部位接受日光浴。日光浴要给宝宝戴帽子，不要让阳光直射到宝宝的眼睛。

三、饮食添加

婴儿到4~6个月，可有计划地添加泥糊状食物，以满足其对各种营养素的需求。添加泥糊状食物是婴儿的必要食物，不是辅助食物，是婴儿生长过程中必须添加的食物，对提高婴儿咀嚼功能，发展语言功能都有益处。

（一）添加食品应由少到多

一般从荤到素；从少到多；从稀到稠；从细到粗。

（二）添加速度应循序渐进

吃惯一种再增加一种，一种食物要适应一周左右。

（三）添加数量应合理适度

不应在同一时间添加多种食物，如出现消化不良则立即停止，正常后再恢复添加。

（四）添加顺序应配合发育

（1）2~3个月家政服务员应给宝宝添加鲜果水、蔬菜水，一般每日2次。

（2）4~6个月家政服务员开始给宝宝喂蛋黄。初始喂1/4，第二周改喂1/2，第三周喂3/4，一个月后喂整个蛋黄。

家庭小贴士

开始喂时，可将鲜果水、菜水兑2倍水，先喂一小匙，日渐增加，到能喂5匙以上时，可换用奶瓶喂。

（3）7~9个月可给宝宝蒸蛋羹，里面加剁碎的虾皮、西红柿心等；可煮稀粥、烂面条；也可吃些小零食，如手指饼干，切碎的水果块等。

（4）10~12个月可给宝宝做肉末蔬菜烂饭，蒸小包子、煮馄饨等。

家庭小贴士

1. 喂蛋黄在上午 9:00~10:00 点左右，一定用小勺喂，一点一点让宝宝咂摸，千万不能混入奶或水中喝。蛋黄适应后，应加喂米粉、苹果泥、肝泥、鱼泥、菜泥等。此时也可用小勺刮苹果泥喂。

2. 米粉是碳水化合物，其主要营养成分为葡萄糖，供大脑发育，故应在晚 5:00~6:00 点喂，睡前再喂母乳或配方奶粉，增加热量，使宝宝不至于因饥饿睡不踏实。

（五）添加喂养注意事项

（1）现吃现做。制作泥糊状食物，原料必须新鲜。不能一次制作，多次食用口味要淡，一天用盐量限定在 2 克以内。

（2）注意卫生，宝宝餐具要固定专用，认真洗刷。

家庭小贴士

喂饭时，注意不要放在嘴边，边吹边喂。更不能放在嘴里咀嚼后再喂给宝宝。

（3）给宝宝喂饭时，要使用小碗、小勺，锻炼宝宝适应餐具的能力，为宝宝日后独立用餐做准备。

（4）不忘喝水。喂食泥糊状食物不能代替喝水，还应养成宝宝定时适量喝水的习惯。

第二节　幼儿期照料

幼儿期是人一生中比较关键的时期。此阶段除了身体的正常发育外，智力、个性逐渐显露，也是活泼、好动、好奇、喜欢模仿、极易发生意外伤害的年龄阶段。家政服务员要胜任照料宝宝的工作，应该学习幼儿的生理发育特点，并掌握其生活基本常识、饮食规律要求等知识。

一、生理发育特点

（一）体重

2 岁的宝宝可增重到 12 公斤，约为出生时的 4 倍。2 岁以后体重增长缓慢，每年约增长 2.3 公斤左右。

（二）身长

1~2 岁全年增长 10 厘米，2~3 岁平均增长 5 厘米，3 岁时身长约为 100 厘米。

家庭小贴士

在婴幼儿身高增长的幅度上，每个婴儿的差别比较大，千万别以身高作为发育的根据。

（三）头围

从眉心向后脑勺最突出处，围绕头部一周的长度就是头围。头围反映脑发育状况，出生时一般 34 厘米，1 岁时 46 厘米，2 岁时 48 厘米。让宝宝躺在床上，软尺放在后脑勺突出处，由两端围到眉心即可测得头围。

（四）胸围

胸围是指从两乳头中间，经双侧肩胛骨围绕胸部一周的长度。主要反映胸背肌肉发育情况。让宝宝躺在床上，软尺放在肩胛骨下，两端围

家庭小贴士

家庭服务员应当每3个月为孩子测量一次身高、体重、头围，做好记录。

到两乳头中间即可测得胸围。

（五）乳牙

2~3 岁的幼儿 20 颗乳牙全部出齐，乳牙萌出的顺序是门牙→犬牙→磨牙。牙齿虽出齐，但是牙齿仍然在生长阶段，咀嚼功能尚不够完善。

（六）大脑

大脑发育迅速。一般新生儿脑重量平均为 350 克，1 岁时可达 950 克。但小脑发育不及大脑快，所以此期间幼儿平衡能力差，走路不稳。

二、生活护理要点

（一）日常生活安排

婴幼儿日常生活的安排，应视其发育特点、年龄特点以及所处环境和气候条件而定。一旦确定，则应长期坚持，以致形成习惯。

以下为幼儿一日生活安排的时间和内容：

6:00~7:00 起床、大小便、洗手、洗脸、吃早饭

7:00~9:00 室内和户外活动、喝水

9:00~11:00 小便、洗手、喝牛奶（加饼干）、第一次睡眠

11:00~11:30 起床、小便、洗脸、洗手、吃午饭

11:30~13:00 室内和户外活动、喝水

13:30~15:00 小便、第二次睡眠

15:00~15:30 起床、小便、洗脸、洗手、吃水果

15:30~18:00 室内和户外活动、喝水

18:00~18:30 洗手、吃晚饭

18:30~19:30 室内安静活动、讲故事

19:30~20:00 洗漱、小便、准备睡觉

20:00~ 次日晨 睡眠

（二）幼儿日常洗漱

（1）漱口和刷牙。1岁时幼儿只会漱口，一定要用温开水漱口，漱完咽下也不要紧。乳牙出齐后，应培养幼儿刷牙的兴趣，让幼儿自己练习挤牙膏、刷牙。

家庭小贴士

正确刷牙方法：将牙齿里外上下都刷到，时间不少于3分钟，每天早晚各一次。

（2）洗脸。先用清水泡湿毛巾湿润面颊，嘱幼儿闭上双眼，用香皂轻轻洗脸，用清水洗净皂液，再用软毛巾沾干水珠，最后抹上润肤油。

（3）洗手。先用清水浸湿双手，再涂香皂，轻搓手指（缝）、指甲缝、手心、手背至起沫，最后用清水冲洗干净。

（4）洗脚。先将脚放在水里泡一会，再洗净脚心、脚背和脚趾缝。

（5）洗屁股。每晚临睡前都要给宝宝洗屁股。女孩要从前往后洗，洗完后擦干换内裤。男孩一并将包皮往上捋，以洗净阴茎头处的污垢。

（6）洗澡。给幼儿洗澡的基本程序：洗脸→洗头→洗身体。年龄较小的幼儿采用盆浴，年龄较大的幼儿可淋浴。淋浴的步骤与顺序：

① 备好衣物和洗漱用品，洗澡间地面铺上防滑垫，调节室温至25摄氏度、水温37~38摄氏度。

② 给幼儿脱掉衣服，打开淋浴器，调节水速（不要太大），将毛巾浸湿轻拍幼儿胸腹部，以适应洗澡水的温度。

③ 洗脸：用小毛巾洗净脸颊，然后让幼儿微低头、闭眼，用水淋湿头发，涂抹洗发液搓洗，再用清水将头发冲洗干净。

④ 洗身体。关闭淋浴器，一只手扶住宝宝，另一只手蘸浴液，从前至后、自上而下轻搓全身；然后打开淋浴器，将宝宝身上的浴液冲洗干净；最后，关掉淋浴器，将幼儿放在浴巾上，轻拍全身，将水抹净。

家庭小贴士

宝宝的洗漱用具应专用，不要和大人混用。毛巾每次用后洗净、晒干。

⑤ 给宝宝穿上衣服，喝一杯温开水。

孩子刚入睡时会出汗，可不盖被或少盖被，待熟睡后，将汗擦干，再盖上被子。

（三）照料幼儿睡眠

充分的睡眠能增强幼儿体质，有助于孩子的生长发育。因此要做到：

（1）室温适宜。提前通风，以使室内空气新鲜，室温调至18~25摄氏度之间。

（2）环境安静。拉上窗帘，调暗灯光。

（3）睡前宜忌。睡前宜给宝宝洗脸、洗脚、洗屁股，忌给孩子吃零食、喝过多的水及做剧烈运动。

（4）被褥舒适。被褥干净、舒适，符合气候冷暖。

（5）睡习良好。培养孩子独立入睡习惯。

（四）训练幼儿排便

（1）家政服务员应掌握孩子排便规律，按时提醒孩子大小便。

（2）训练孩子控制排便

① 学会坐盆，不要随地大小便。1岁以后家政服务员可训练幼儿每天清晨或晚睡前固定时间坐盆。

② 夜间把尿时，一定要把宝宝叫醒，否则易尿床。

幼儿大小便前往往会有特殊表情，如大便前会使劲屏气，脸涨得发红；小便前突然停止扭动，眼睛大、发呆等。出现上述神态，家政服务员应立即让孩子坐盆。

三、饮食要求

以乳类为主转变为以普通食物为主，是幼儿期饮食的变化特点。此时幼儿乳牙虽长齐，但咀嚼和消化能力不是很强，所以在食物制作方面要照顾幼儿的消化特点，根据他们生长发育的实际需要进行饮食照料。

（一）幼儿膳食原则

1.品种多样

日常饮食通常包括主食和副食两大类，主食包括面、杂粮、豆类及薯类等；副食包括肉、鱼、奶、蛋和禽类等。给幼儿制作饭菜一定要多种多样，不宜单调。

2.合理搭配

将不同营养、不同颜色的食物搭配食用，以保证幼儿吃到营养全面的食物，例如荤素搭配、干稀搭配、咸甜搭配等。

3.单独制作

幼儿食物要单独制作，应切碎、煮烂。食物制作要小巧精致。饮食要清淡，不可过甜、过咸、过粗，不宜煎炸，保持食物自然风味。

4.注意卫生

饮食原料要新鲜，少给幼儿吃生冷食物，瓜果应洗净再吃，吃食物前要洗手。

（二）幼儿食谱参考

表5-1　1~2岁幼儿食谱参考

	春	夏	秋	冬
早餐	牛奶、包子	牛奶、发糕	枣泥粥、蛋羹	赤豆粥、肉菜馅包子
点心	牛奶或豆浆、饼干（1~2块）	绿豆汤（加糖少许）	牛奶或豆浆、饼干（1~2块）	牛奶或豆浆、饼干（1~2块）
午餐	蛋羹、软饭	西红柿鸡蛋面	冬瓜肉丸子汤、软饭	菠菜排骨汤面（去骨）
点心	苹果、香蕉或芦柑等	西瓜	梨、水蜜桃、草莓等	苹果或其他应季水果
晚餐	白菜肉馅馄饨	熘肝尖、菠菜汤、软饭	碎青菜肉末虾皮小馄饨	清蒸平鱼、素炒油菜、软饭

表 5-2　2~3 岁幼儿食谱参考

	春	夏	秋	冬
早餐	粥、肉菜馅包	绿豆粥、花卷、鸡蛋羹	赤豆粥、肉松、发糕	牛奶、面包、煮鸡蛋
午餐	香菇油菜、豆腐、软饭	西红柿木耳炒鸡蛋、软饭	熘肝尖、菠菜汤、软饭	鱼（虾）、素炒芹菜末、软饭
点心	水果、点心	西瓜、点心	水果、点心	水果、点心
晚餐	猪肉白菜馅饺子	榨菜肉丝面	冬瓜肉馅饺子	萝卜肉馅包子、小米粥
点心	牛奶或豆浆	牛奶或豆浆	牛奶或豆浆	牛奶或豆浆

第三节　意外情况处置

　　婴儿期和幼儿期宝宝的生理特点告诉我们，尽管他们活泼好动、好奇心强，会走路，也会说话，但由于大脑和小脑发育的差异，其身体各部位的动作尚不够灵活协调，因而极易发生意外伤害。家政服务员在细心对其照料的同时，也应掌握对一些意外情况的处置方法。

一、意外摔伤

一旦发生摔伤，应仔细检查，分别情况进行处理。

（一）轻度擦伤

轻度擦伤时先用淡盐水冲洗伤口，再用 75% 酒精棉签消毒，不用包扎。

（二）局部青紫淤血

当宝宝局部出现青紫淤血时家政服务员不要立即按揉，应先用冷水毛巾冷敷 1 小时。1~2 天后，改用热毛巾热敷，每天热敷 1~2 次，每次半小时。

（三）重摔伤

发现幼儿摔伤，家政服务员不要惊慌，先仔细检查胳膊、腿是否能动，或有无昏睡现象。如出现异常，立即拨打 120，并尽快通知家长，千万别随意搬动宝宝。

二、意外烫伤

幼儿皮肤娇嫩，发生烫伤，尤其出现感染现象，极易落下疤痕或残疾。家政服务员照顾宝宝时，首先要做好防范，一旦出现烫伤，应以正确的方法照料。

家庭小贴士

宝宝发生烫伤，家政服务员不要惊慌，不要生硬粗暴地给孩子脱衣服，更不要乱抹碱面、牙膏、黄酱、肥皂等。

（一）紧急处理

宝宝被烫伤时应尽快将宝宝的烫伤部位用凉水冲洗，使烫伤部位尽快降温。同时将外衣脱去，用剪刀剪开内衣。

（二）轻度烫伤

轻度烫伤时经降温处理后，局部仅出现红斑，说明情况不太严重，涂一些常用的烫伤膏即可。

（三）严重烫伤

如烫伤严重，出现水泡或破皮，降温后用无菌纱布覆盖，家政服务员立即告知家长送医院治疗。

三、异物入侵

（一）气管异物

幼儿阶段喜欢玩小扣子、纸团、糖球、小瓶或吃花生米、五香豆、果冻等，这些小物件、小食品等极易误入气管，若发现宝宝剧烈咳嗽、呼吸困难，应紧急采取下列措施：

立即抓起小儿双脚，让其头朝下，用空心掌拍打其背部，使其将吸入的异物咳出（如图5-4）。

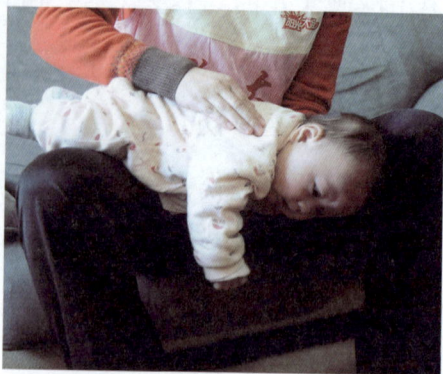

图 5-4　拍击幼儿后背

家庭小贴士

发生气管误入异物情况后，大人常会给宝宝拍后背或用手去抠，这样更会使异物进入气管的深处。婴幼儿发生气管异物，应一边采取抢救措施，一边打120，同时告知父母。必要时立即送医院抢救。

（二）鼻腔异物

有时宝宝会将花生米、豆子、纽扣等小物件塞进自己的鼻孔内，从而引起打喷嚏、鼻塞，时间长了会流出带血有臭味的浓鼻涕。

正确处理方法是：

（1）此时将宝宝一侧鼻孔压紧，叫宝宝闭住嘴，同时让宝宝另一侧鼻孔用力出气，异物大多能擤出（如图5-5）。

（2）用棉花或纸捻刺激鼻黏膜，使婴儿打喷嚏，将异物喷出（如图5-6）。

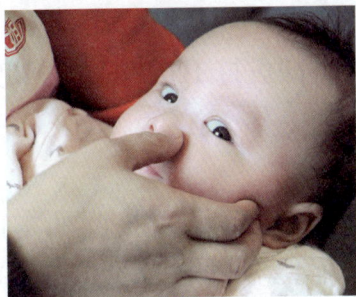

图5-5　为幼儿擤鼻涕

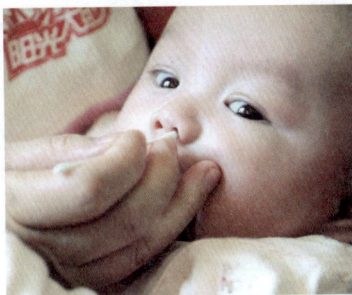

图5-6　刺激幼儿打喷嚏

（三）耳内异物

多数耳内异物是由宝宝玩耍时自己放入的，有时小昆虫也可能飞进或爬进耳朵里。

（1）发现外耳道异物，最好到医院请医生取出。

（2）昆虫进入外耳道，产生难以忍受的噪音和耳痛。小儿会疼痛、哭闹、恐惧、烦躁。家政服务员先给宝宝耳内滴几滴植物油，再到医院，请医生取出。

（四）眼内异物

眼内异物多为灰尘、沙粒、小飞虫等，不要让宝宝用小手揉眼。可采用：

（1）让啼哭的宝宝轻闭双眼，借泪水将异物冲出。

（2）翻开眼皮，用消毒棉签蘸温开水将异物粘掉。

（3）通知用户带宝宝去医院请医生取出。

四、意外触电

对触电或电击的幼儿进行抢救，要争分夺秒，冷静应对，方法得当。

（1）用竹竿或木板挑开电线或立即关闭电源开关或总电闸。

（2）受伤部位若轻，简易处

家庭小贴士

家中的各种电器安装要符合安装标准。平时要教育孩子不触摸电器、插座等物。

理（同摔伤）；重的灼伤应送医院诊治。

（3）如小儿面色苍白，呼叫不醒，立即拨打120，同时告知家长。

五、意外中毒

幼儿吃了不该吃的东西，如药丸、药水、洗涤剂或消毒剂等，会发生中毒。常用的处理办法有：

（一）催吐

第一时间用勺把按压宝宝舌根，诱发宝宝吐出吞咽物（如图5-7）。

家庭小贴士

平时家中的药品、杀虫剂或洗涤、消毒剂等有毒物品不要随便乱放，以免宝宝误食。

（二）解毒

为保护幼儿食道、胃，家政服务员可给幼儿灌服牛奶、豆浆或生鸡蛋清等，以中和胃内有毒物质（如图5-8）。

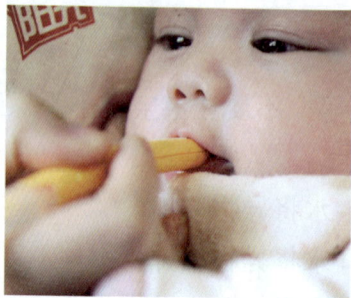

图5-7　为幼儿压舌催吐　　图5-8　为幼儿灌服牛奶

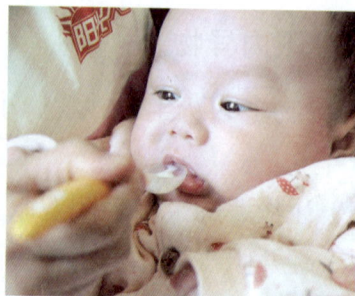

（三）告知

尽快通知家长，及时将患儿送往医院。

六、意外走失

婴幼儿走失是重大意外事故。

（1）家政服务员带孩子户外活动、外出购物或与别人交谈时，一定不能让孩子离手。

（2）不要随便将宝宝交给别人看护。

（3）2岁左右，要对孩子进行安全教育。反复让宝宝记住家中的电话，家庭地址，爸爸、妈妈的姓名，家政服务员阿姨的姓名、电话等。告诉其如找不到阿姨，就站在原地等待，不要乱跑，千万不要跟不认识的人走。

（4）万一宝宝走失，家政服务员要立即报警并告知家长。

服务案例

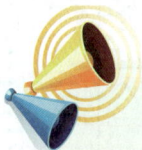

方法得当可以事半功倍

家政服务员小杨照看的小男孩调皮、任性。他刚学会走路的时候，经常脚一沾地就想跑，越说让他慢点他越跑。为防止宝宝出现意外，必须随时做好保护他的准备。

一次，他挣脱开小杨的手又跑起来，当时，正好前面有一只麻雀飞了起来，小杨急中生智地说："宝贝，你看，你把前面的小鸟都吓飞了！"没想到这句话竟让宝宝放慢了脚步。他瞪着两只大眼睛看着麻雀飞上树。小杨趁机轻轻跟他说："宝贝，你以后走路要慢点儿，本来小鸟想跟你玩来着，可是你一跑，小鸟怕你踩到它，所以飞到树上去了。"

看着他失望的表情，小杨又对他说："宝宝别急，来，阿姨牵着你的手慢慢地走，看着小鸟飞下来好吗？"这招还真灵，小男孩竟然不跑了，拉着小杨的手一步一步地走，可听话了！

博士点评

处在婴幼儿时期的宝宝，活泼好动，不具备安全意识，有时还会表现出一定的逆反心理。家政服务员在照看宝宝时要讲技巧，像朋友一样走进宝宝的心灵，因势利导加以启发，而不能简单地用训斥、命令的语气去征服他。

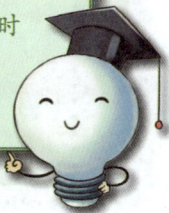

家庭博士答疑

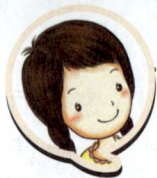

博士，小宝宝添加泥糊状食品很重要，我在家只会做大锅饭，你能教我几样宝宝食物的做法吗？

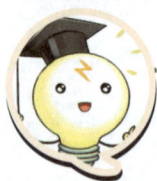

你认真好学，我很高兴，现在就教你几样制作方法。

食品名称	制作方法
苹果泥	将苹果洗净、去皮，然后用小勺慢慢刮成泥状，即可喂食。类似的还可做香蕉泥、草莓泥等。
南瓜泥	取适量的南瓜，去皮、洗净，切成小块，放入锅中加水煮烂，捞出后捣成泥。也可用胡萝卜、红薯代替，做成相应的菜泥。
鸡肝泥	将鸡肝放入水中煮，除去血沫后，再换水，加少许盐，煮10分钟，取出剥去鸡肝外皮，将肝放入碗中研碎即可。
鱼泥	将鱼洗净后，去刺，放在菜板上剁成泥状，放入碗内，加少许香油及盐，上笼蒸20~30分钟即可。
蛋黄粥	大米2小匙洗净，加适量的水泡1~2小时，然后用微火煮40~50分钟，把1/4个蛋黄研碎后放入锅内，再煮10分钟即可。
青菜粥	将青菜（油菜、小白菜、菠菜等）洗净，放入开水锅内煮软，切碎备用。将大米洗净，用水泡1~2小时，放入锅内煮30~40分钟，在停火前加入一点盐及切碎的青菜，再煮10分钟即可。
虾茸粥	将适量大米洗净，用水泡1~2小时，放入锅内，煮30~40分钟。虾去壳，去沙筋，切碎，用淀粉拌匀。粥快熟时，放入虾，再煮5分钟，出锅时，加入少量盐。
鸡肉粥	将适量大米洗净，用水泡1~2小时，放入锅内，煮至粘稠。将炒锅中放入适量油，放入鸡肉末炒散，加入葱末搅匀后，倒入粥锅内，加少量盐，再用文火煮几分钟即可。

西红柿烂面	锅内放入适量的水，加入肉汤一大勺，再加入去皮去籽的西红柿汁，煮开后，加入适量擀好的薄薄的面皮，煮至面片变软变烂。
青菜肉末烂饭	大米4小匙洗净，加适量水焖成软饭，快熟时倒入炒好的青菜肉末，大约煮10分钟即可。

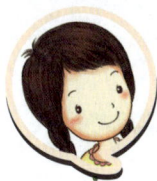

博士，学习本课后，家政服务员的职责太重要啦! 尤其是看护宝宝。怎么做才能不易发生意外呢?

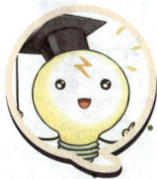

好，博士现在告诉你:

● 防止跌倒意外

楼梯栏杆坚固易抓扶，台阶光线要明亮，防止碰撞或踩空;地面干燥要整洁，以免滑倒或绊倒;各种游戏器材要牢固，宝宝才能玩得快乐和安全。

● 防止交通意外

不要让宝宝单独在马路上行走;乘车时一定要让宝宝坐在后排，系好安全带，同时有大人监护;避免在交通状况复杂的高峰期外出行走;更不要在马路上逗留、玩耍。

● 防止溺水意外

家中的马桶、便池一定要盖好;不可让宝宝单独留在澡盆或使用中的洗衣机旁;宝宝游泳时要注意游泳圈的气囊，发现漏气，应将宝宝立即抱出;家里鱼缸、水桶要加盖。

● 防止气管异物

将宝宝玩耍范围内的小物品收好，如纽扣、硬币等;慎吃坚果、豆类和黏性食品，如汤圆、果冻等;宝宝吃饭时不要说话，不要逗他大笑；走路时嘴里不要含食物。

● 防止烫伤意外

不要抱着孩子拿热水壶倒热水；洗澡盆先放凉水再加热水；不要让幼儿端热水、热饭；冬天火炉四周加上护栏；经常对幼儿进行烫伤危险意识教育。

练习与提高

1. 小宝宝怎么分期明白了吗？每期的生理特点记住了吗？

2. 婴儿期照料宝宝的生活要点记住了吧？

3. 幼儿期的饮食要点，除了博士教的，咱们自己还能创造出一些吗？

4. 意外情况的处置，我想最重要的是做好预防，不发生事故才好呢！

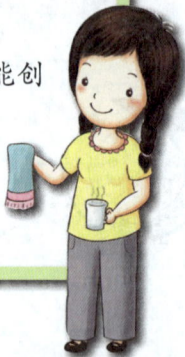

第六章 老年人保健照料

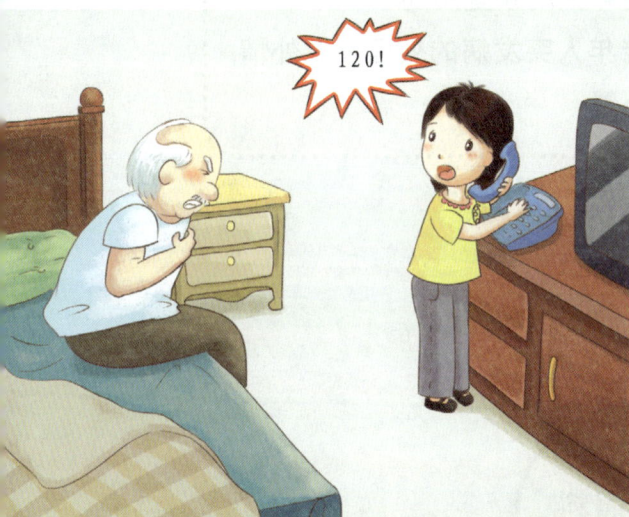

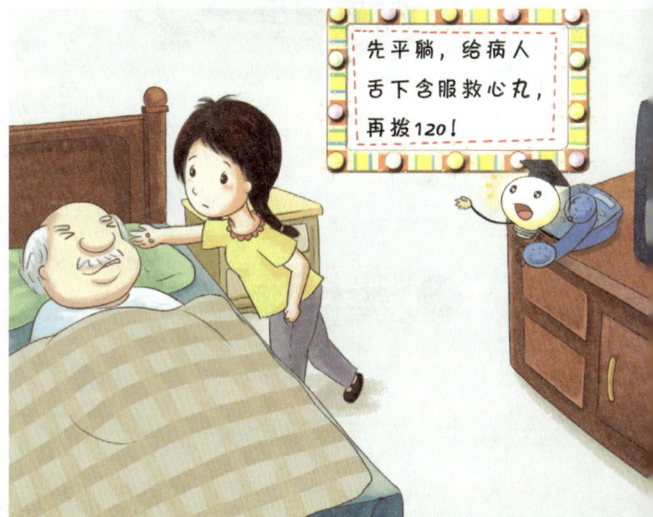

学习目标

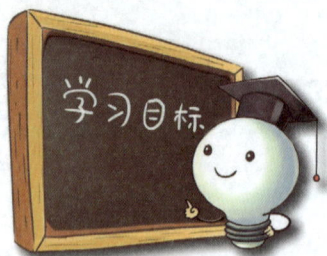

本章应掌握的知识要点包括：

1. 老年人心理、生理特点

2. 老年人的生活照料

3. 老年人饮食特点及营养保健

4. 老年人的家庭用药

5. 老年人突发病的处理及意外情况处置

基本要领

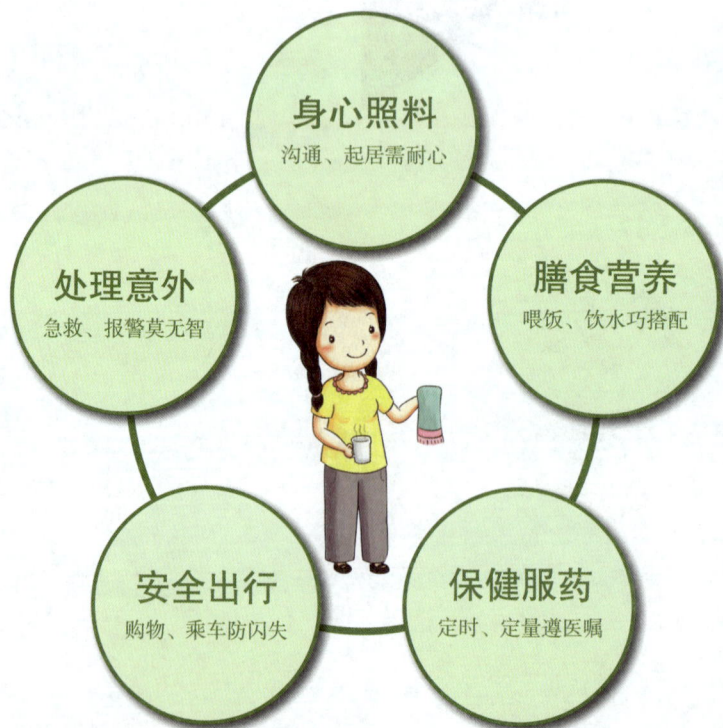

身心照料
沟通、起居需耐心

膳食营养
喂饭、饮水巧搭配

保健服药
定时、定量遵医嘱

安全出行
购物、乘车防闪失

处理意外
急救、报警莫无智

第一节 老年人的生活照料

老年人由于身体、环境、生活、交际等因素的变化，其心理和习惯往往也跟着变化。要胜任照料老人的工作，得到老人的认可和配合，不可不对老年人的心理特征、生活习惯等，有个较为清晰的认识。

一、老年人的心理、生理特征

由于身体、环境、生活、交际等因素的变化，老年人心理和生理状况也往往跟着发生变化。在老年人的心理特征方面，以下几种类型比较有代表性：

（一）知足常乐型

这类老人通常表现为热爱生活，性情开朗，勤活动，善交流，对人情世事较看得开。这类老人既是家政服务员服务的对象，又是生活的良师益友。

（二）孤独忧伤型

孤独忧伤型老人表现为丧子离异，形单影只，生活单调，感到孤独、失落、忧伤。

（三）苦闷失望型

苦闷失望型老人为赡养纠纷、家庭矛盾所累，性情苦闷，对生活失去信心。

（四）寡言少语型

此类型老人听力减退，话语减少，习惯呆坐，与人沟通渐行渐远。

（五）固执己见型

固执己见型老人对人常怀戒备心理，对事往往以偏概全，一旦形成偏见，八头牛也拉不回。

（六）记忆衰退型

记忆衰退型老人过去的事忘不了，现在的记不住。除了丢三落四，就是絮叨过去。

在生理方面，缺钙、骨质疏松、骨骼变脆、驼背、身高下降、活动不灵、反应迟缓等，是老年人较为常见的现象。另外，随着年龄增大，老年人各个器官功能也跟着衰退，及至而来的有可能罹患冠心病、高血压、高血脂、糖尿病、支气管炎、前列腺肥大等常见老年病。

了解老年人这些心理和生理特征，体谅老年人的生活处境，有利于家政服务员鉴别不同情况，做好老年人的生活料理。

家庭小贴士

对于记性差的老人，其常用物品一定要定位存放，不仅保管好，还要反复叮嘱、告知存放地点，以免老人急用又找不到。

老人在家中养老，虽有家政服务员陪伴，但最渴望的是与亲人的交流。如有子女或其他亲人来探望，家政服务员要创造机会，让老人和亲人多接触，多说话，会让老人高兴不已。亲情对老人是最好的精神安慰。

二、照顾老年人洗漱

（一）协助老人刷牙

1. 洗漱准备

准备漱口杯、牙刷、牙膏、毛巾、小盆等，漱口水温调兑至30~40摄氏度。

2. 协助刷牙

能自理的老人漱口刷牙时，家政服务员应在旁协助。其方法步骤为：（1）漱口杯内倒入温开水。（2）牙刷挤上适量牙膏。（3）老人自主刷牙。（4）刷毕，漱口涮净牙膏。（5）冲净牙刷，擦嘴。

对不能自理的老人，则选择漱口，漱口水吐入小盆中。也可用棉签蘸温水擦洗口腔。如老人佩戴义齿，应轻轻帮其取下，一只手握义齿，另一只手刷洗，洗净后用冷水浸泡。

（二）为老人洗脸、洗手、洗脚

首先做好物品的准备，如脸盆、温水、香皂、毛巾、浴巾、润肤膏（霜）等。

1.为老人洗脸的方法

（1）用温水将脸部打湿（水温以不超过40摄氏度为宜）。（2）根据季节和老年人的肤质选用适宜的香皂。（3）将肥皂在掌中揉搓起泡，用双掌按摩清洗老年人脸部。（4）换用清水冲洗，确定香皂冲洗干净后，再用毛巾轻轻拍干。（5）依老年人的喜好擦拭化妆品（以保湿型化妆品为主）。

2.为老人洗手的方法

（1）打开水龙头，让流动的清水充分润湿老人双手（不方便行动的可由家政服务员帮助在小盆内清洗）。（2）取适量肥皂或洗手液，充分揉搓，至泡沫覆盖整个手掌和全部的手指。（3）用水冲去泡沫。（4）最后用毛巾擦干，涂上润肤霜。

3.为老人洗脚的方法

（1）能自理老人洗脚方法：① 安置老人坐好。② 脚盆内加入温水（水深以淹没足踝为宜）。③ 双脚放入水中，边洗边搓足背、脚心、趾缝，至皮肤微红、两脚微热。④ 用毛巾擦干双脚。⑤ 足后跟抹润肤品。

（2）卧床老人洗脚方法：① 协助老人仰卧或侧卧。② 脚下垫上浴巾。③ 脚盆内放入温水。④ 毛巾浸湿先擦一只脚（脚背、脚心、脚趾缝）。⑤ 涮净毛巾擦另一只脚（方法同上）。⑥ 涮净毛巾擦干脚。⑦ 足跟底涂抹润肤霜。

（三）为老年人洗澡

1. 物品准备

为老年人准备好洗澡用品，如浴巾、毛巾、中性香皂、洗发液、35~40 摄氏度的洗澡用水、洗换衣物等。

2. 洗澡方法

（1）进入浴室，家政服务员先帮助老年人洗脸，再洗身子，最后洗头。

（2）洗完脸后，打开水阀门，用适宜的温水淋湿老人全身，然后关上水阀门。

（3）将香皂均匀涂抹于老人身上，再用毛巾轻轻搓洗。

（4）打开水阀门，调节好水温，冲干净身体。

（5）将头发淋湿，关上水阀门，将洗发液均匀地涂抹于头发上轻轻揉搓，并按摩头皮。

（6）打开水阀门，将头发和身体冲洗干净。

（7）用浴巾将头发和身上的水轻轻擦干，如皮肤较干燥可适当涂抹浴乳。

家庭小贴士

老人洗澡"六不宜"，次数不宜过于频繁；时间不宜过长；水温不宜过高；不宜使用搓澡巾；不宜空腹洗澡或饭后立即洗澡；不宜突然蹲下或站立。

三、为老年人穿脱衣服

（一）穿开襟上衣的方法

应让老人坐在椅子上，家政服务员一只手伸进袖口，将老人的手拉出，将衣服从背后递到对侧，再用另一只手伸进另一侧袖口将老人的手拉出，最后将衣服拉平扣好扣子（如图6-1）。

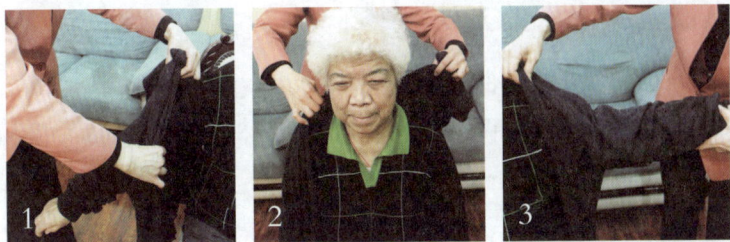

图 6-1 穿开襟上衣

（二）穿套头上衣的方法

家政服务员先将衣服卷成一圈，撑着领口，先从脑后再从前面套下来，注意别碰着老年人的前额和鼻子，然后再分别穿上两侧的袖子（如图 6-2）。

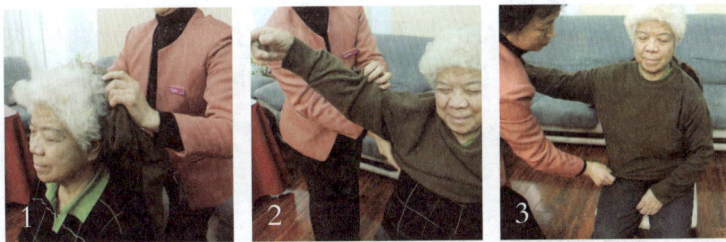

图 6-2 穿套头上衣

（三）脱开襟上衣的方法

家政服务员先脱下一侧衣袖，然后将衣服从老年人的背后旋转到对侧，脱下另一侧衣袖（如图 6-3）。

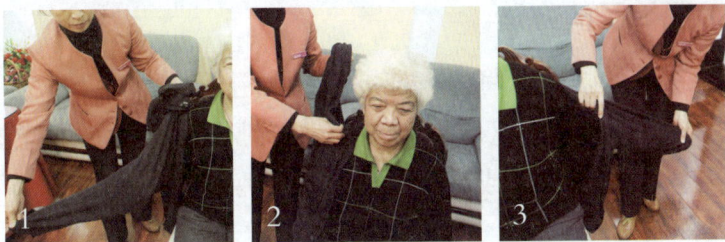

图 6-3 脱开襟上衣

（四）脱套头上衣的方法

家政服务员应先脱下袖子，然后将衣服卷成一个圈，撑着领口从前面穿过老年人的前额和鼻子，再穿过头的后部脱下衣服（如图6-4）。

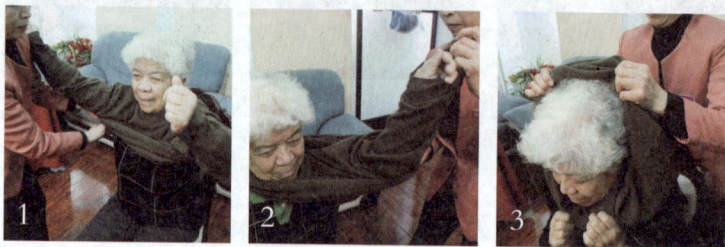

图6-4　脱套头上衣

（五）穿裤子的方法

扶老年人坐稳，让老人抬起双脚的同时由裤腰处分别插入裤管内，并露出双脚。扶起老年人，让老人趴在家政服务员肩膀上，将裤腰提至老人腰间，扣上腰带（如图6-5）。

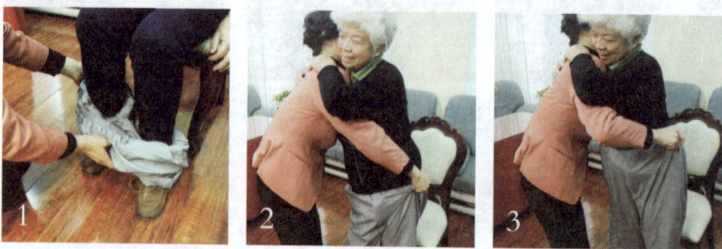

图6-5　为老人穿裤子

（六）脱裤子的方法

解开老年人的腰带，将内裤连同外裤翻卷至臀部以下，搀扶老年人坐回原位；让老年人抬起双脚，将裤子翻卷脱下或拉住裤脚轻轻拽脱。如果老年人穿的裤子较多或穿有棉裤，要先脱外裤，再拖内裤，逐件脱离（如图6-6）。

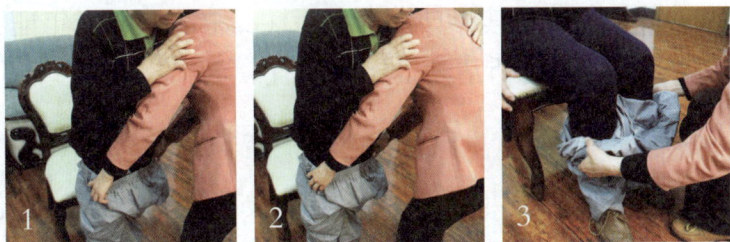

图 6-6　为老人脱裤子

（七）穿脱鞋袜的方法

扶老年人坐稳，家政服务员蹲下，将袜筒向外翻转至袜子顶端，双手撑起沿足尖套入足掌，并调整至舒适部位。穿好袜子，再穿鞋子。用同样程序脱鞋袜，先脱鞋子，再自袜口处向下翻转，露出脚跟，脱下袜子。

四、照顾老年人睡眠

睡前——注意提醒老人晚餐不宜过饱，睡前不宜谈话过多，看电视时间不宜过长，以免刺激大脑，情绪兴奋后不易入睡。

睡中——要为老人创造安静、舒适、安全的睡眠环境，避免强光照射。枕头质地、高低要适中，被褥松软、干燥，提醒老人选择右侧卧位，不要张口呼吸或掩面而睡。

醒后——提醒老人不要急于起床，先在床上静卧 10 分钟左右，并进行必要的床上运动，如伸展四肢，双手互相揉搓，活动指关节等。起床后，记得为老人倒一杯温开水。

五、陪伴老年人出行

陪伴、照料老年人出行应注意以下几点：

（一）选择晴好天气

冬季有大风、大雾，夏季太阳暴晒，正午时间都不宜外出。

（二）备齐出行用品

如冬季要多穿衣服，戴上帽子、围巾、口罩；夏季要戴上墨镜，打上遮阳伞；阴天要携带雨具；日常带上拐杖、乘车证、老年证、零用钱等。所到之处，要记得打听清楚公厕的位置。

（三）安全乘坐公交

乘公交车时，应陪老年人在站台内等候车辆。车到时请老人先上车。汽车行走时，要站在老年人身边，保证老人乘车安全。到达出行地，家政服务员应先下车，再搀扶老人下车。

（四）控制出行节奏

如去景区游玩，一定要搀扶老人同行，轻松游玩，不要赶景点，赶时间。如老人要爬高，也要婉言劝阻，以免发生意外。

（五）保证购物安全

外出购物或出入公共场所，家政服务员必须跟随老人左右，看好钱物，防止老人走失，保证安全，舒心购物。

家庭小贴士

　　陪老年人出行，要考虑老人的身体状况，出行时间不宜过长，雨雪天、雾天、大风、酷暑天最好少外出或不外出。有心脑血管疾病的老年人，外出时应带上心脏病保健药盒和相关的药物。

第二节 老年人的饮食营养保健

　　随着年龄的老化，老年人消化系统也会发生一系列的变化，如因龋齿、牙周疾病、牙龈萎缩等现象导致牙齿明显磨损或脱落而影响对食物的咀嚼；舌乳头上的味蕾数目减少，导致味觉减退，影响食欲；胃、肠消化吸收能力减弱，以致出现消化不良和便秘等。了解这些变化，可帮助家政服务员科学、合理地为老年人做好饮食照料。

一、老年人进食原则

　　针对老年人消化系统的变化，家政服务员要帮助老年人养成健康的饮食习惯，在日常饮食中做到"六宜"和"四忌"。

（一）"六宜"

　　（1）宜缓。进食要细嚼慢咽。
　　（2）宜软。食物要熟、烂、软。
　　（3）宜温。食物不可过热或过凉。
　　（4）宜早。早餐不可少，晚餐要及早。
　　（5）宜少。每餐掌握七、八成饱，可少吃多餐。
　　（6）宜淡。食物清淡可口，不宜过咸、过甜或过腻。

（二）"四忌"

　　（1）忌偏食。长期偏食会造成体内营养成分失调。
　　（2）忌暴食。过量的食物会给胃部造成沉重负担，易诱发胆管或胰腺疾病。

家庭小贴士

　　老年人吃饭慢，服务员要有耐心，不能表示不耐烦或催促老人快吃。如发现饭菜凉了，应给老人热热再吃。

（3）忌烫食。过烫的食物易造成口腔溃疡，甚至损伤食道。

（4）忌快食。吃饭过快会使本已衰退的消化功能雪上加霜，诱发胃肠疾病。

二、老年人饮食要点

（一）饮食多样化

饮食品种多样才能使食物营养互相补充，达到营养均衡的目的。老年人不能因牙齿不好而减少或拒食其他食品，如高纤维的水果、蔬菜等。

（二）兼食粗杂粮

粗粮、杂粮，包括全麦面、玉米、小米、荞麦、燕麦等，含有丰富的维生素和膳食纤维。与细粮搭配食用，既有利于消化吸收，又能实现全面营养。

家庭小贴士

1. 家政服务员可将蔬菜切细、煮软，水果切成薄片，以供老年人食用。

2. 老人吃粗粮不适应，可粗粮细做。例如全麦面、玉米面、小米面三样混合蒸成发糕；大米、荞麦、燕麦混在一起蒸成米饭等。

3. 牛奶是老年人补钙的主要来源，有利于预防骨质疏松。虽然豆浆中含植物蛋白，但其营养价值远不如牛奶，不能以豆浆代替牛奶。

4. 大豆可磨豆浆、豆面，也可用豆腐、豆腐干、豆腐皮等为老人做菜。

5. 鱼类可蒸食，不要用油煎、炸。肉类可剁碎汆丸子或做馅。

6. 西红柿用油炸后，其中的番茄红素对防止老年前列腺疾病有一定作用。

（三）早晚一杯奶

每天早、晚各喝牛奶 250 毫升。早餐应在食用主食后再喝奶，不宜空腹喝。晚上宜在临睡前 1 小时喝杯热奶，这样有利于老年人睡眠。另外，两餐中间可让老人吃 2~4 片奶片，作为零食。

（四）多吃豆制品

大豆及豆制品，不仅蛋白质含量丰富，还有预防和减轻心脑血管病和骨质疏松症的功效。

（五）适量鱼禽肉

鱼类、禽肉类食物含脂肪量低，较易消化，适量为老年人补充动物性食品，有利于增强体质。

（六）果蔬不能少

蔬菜、水果是维生素的重要来源，其中含大量的膳食纤维，可预防老年便秘。

（七）清淡宜少盐

为老年人制作菜肴少用油，少用盐，多采用蒸、煮、烧、焯等方法。对含钠高的酱油、味精等调料也尽量少用。老年人每天用盐最好限制在 4~6 克以内，食物清淡一样也能增进老人食欲。

三、协助老年人进餐

（一）协助老人自主进餐

能活动、能自理的老年人可自行进餐，家政服务员在一旁协助。进餐步骤如下：

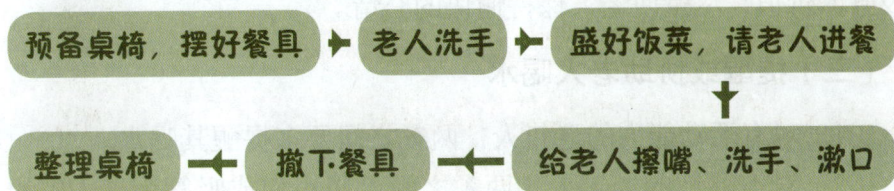

预备桌椅，摆好餐具 ➤ 老人洗手 ➤ 盛好饭菜，请老人进餐

整理桌椅 ◀ 撤下餐具 ◀ 给老人擦嘴、洗手、漱口

（二）为老人喂饭的方法

老年人年龄过大、难以自理或有病卧床、手颤抖等，不方便自己进食，家政服务员要帮助喂饭。大体步骤如下：

1. 饭前准备

（1）餐前半小时开窗通风，消除室内异味；

（2）询问老年人是否需要大小便，如需要则应予以协助；

（3）帮助老年人洗手，漱口；

（4）给老年人固定就餐姿势，后背垫上靠垫，使其舒服稳当；

（5）将餐巾围于老年人胸前，以保护衣服清洁；

（6）待饭菜温度适宜后喂餐。

2. 喂饭方法

（1）先用小饭匙轻碰老年人嘴唇，待嘴张开将饭菜从舌边缓缓送入口中；

（2）先喝汤汁或稀饭，以湿润口腔，刺激食欲；

（3）再给老年人喂主食、菜、粥等。

3. 饭后整理

（1）撤下餐具，清除食物残渣；

（2）取下餐巾；

（3）帮老年人漱口，擦嘴；

（4）清理衣服、床单。

4. 注意事项

（1）协助老年人进餐时，要精力集中，面带微笑，并适当介绍饭菜内容，以增加老年人的食欲；

（2）遇有老年人吃饭速度较慢或将饭菜弄撒等现象，不要训斥老人。

（3）对双目失明或眼睛手术后的老年人，更要详细地介绍饭菜内容及营养价值，尽量使老人保持愉快的心情。

（三）提醒或协助老人喝水

（1）对有活动能力的老年人，两餐之间要多提醒其喝水。

（2）对需喂饭的老年人，两餐之间可用小勺或吸管为老人喂水，每日喂水总量应不低于1000毫升。

（3）老年人喝水要喝温开水，不宜喝饮料或凉水。

（4）饭前、睡前尽量不要让老年人喝过多的水。

四、老年人一日食谱例举

表6-1　65~75岁老年人一日食谱

餐次	食物名称	材料	用量
早餐		馒头	一个50克
		煮鸡蛋	一个
		牛奶	250毫升
加餐（上午10点）		香蕉	一只
午餐	主食	蒸饼	200克
	炒合菜	绿豆芽	100克
		菠菜	100克
		粉丝	30克
	绿豆小米粥	绿豆	15克
		小米	35克
加餐（下午3点左右）		饼干	2块
		苹果	个
晚餐	主食	米饭	150克
	炒胡萝卜丝	胡萝卜	100克
		肥瘦猪肉	25克
	油菜炒香菇	油菜	25克（先焯水）
		香菇	20克（切细丝）
	菠菜紫菜汤	菠菜	50克
			10克

备注：全日烹调用油20克，盐4~6克。

表 6-2   75 岁以上老年人一日食谱

餐次	食物名称	材料	用量
早餐		发糕	50 克
		牛 奶	250 毫升
加餐（上午 10 点）		蒸蛋羹	一个
	主食	米饭	100 克
		蒸鲳鱼	200 克
午餐		小白菜	70 克
	小白菜口蘑汤	干口蘑	10 克
		粉丝	10 克
午睡后		水果	一个
		面 粉	适量
晚餐	小蒸包	瘦肉馅	适量
			适量

备注：全日烹调用油 20 克，盐 4~6 克。

第三节 老年家庭用药及意外情况处置

老年人身体的各部分器官随着年龄的变化也会日渐衰老，到了一定程度就可能突然发病，如心肌梗死、脑中风、糖尿病酸中毒等。另外，由于大脑反应迟钝，身体动作迟缓，如摔伤、烫伤等意外情况也极有可能发生。作为家政服务员，要照顾好老年人的晚年生活，了解家庭常备药的一般常识，懂得常见突发病及意外情况的处理办法是非常重要的。

一、家庭用药的一般常识

（一）一般家庭用药

家庭用药以应急和一般治疗处理与控制为主，数量不宜太多，而且由于药品都标有有效期，还应及时予以更换。常见的家庭用药及使用见表6-3：

家庭小贴士

1. 所有药品要装在原瓶内，标签不可丢失。
2. 服药前应确认药名、用法、用量，防止拿错、吃错药。

表6-3　家庭常用药品清单

药品类别	药品名称	数量	作用
外用药	75% 酒精	1瓶（100毫升）	用于皮肤外伤消毒
	0.5% 碘酒	1瓶（100毫升）	
	无菌棉签	2小袋	
	清凉油	1盒	蚊虫叮咬或头痛外敷
	风油精	1盒	
	伤湿止痛膏	1盒	小关节疼痛外贴
	眼药水	2支	眼睛有轻微发炎可先点眼药水，5分钟后可点眼药膏
	眼药膏	1支	
	达克宁	1支	脚趾缝有脚癣可外擦
一般内服药	板蓝根冲剂	1盒	感冒初期先自服其中一种随后立即就医
	清开灵	1盒	
	双黄连	1盒	
	西瓜霜润喉片	1盒	
急救药	速效救心丸	1盒	如有冠心病史，心绞痛发作，舌下含服速效救心丸5粒

（二）协助老年人服药的方法

对能自理的老年人服药，家政服务员应给予提醒和协助，如提醒老年人饭前饭后半小时服药，帮助取药、倒水、识别服用说明等。

对自理有困难的，家政服务员应为老年人喂药（其方法步骤同本教材第一章、第三节中的"协助病人服药"）。

二、常见突发病的处理

老年人突发病症时有发生，尤其是年迈多病者。面对突发情况，家政服务员不要慌张，记住先拨打 120 急救电话，然后马上通知老人家属。

（一）昏迷

多见于高血压、糖尿病等老人。出现这种情况，家政服务员注意要轻轻挪动老人，使老人平卧，将头歪向一边，使老人处静卧状态。然后立即拨打 120 急救电话，并通知老人家属。

（二）心绞痛

老年人突然出现胸骨后或心前区疼痛，一般是心绞痛的症状。应立即协助老人舌下含服速效救心丸或硝酸甘油。同时，应拨打 120 急救电话，并通知老人家属。

三、意外情况的处置

老年人常见的意外情况有摔伤、骨折、鼻出血、烧伤、烫伤等。发生意外不要慌张，针对具体情况进行简易处理，及时告知家人，等家人亲临现场后，再做下步处理。

（一）摔伤

1. 表皮擦伤

（1）用凉开水先洗净周围皮肤，再冲洗伤口。

（2）用 75% 酒精由里向外消毒伤口周围皮肤。

（3）如伤口有少量出血，可用消毒纱布止血，不用包扎，不能沾水，让其自然干燥。如伤口深，有污物，则应送老人到医院诊治。

2. 肌腱和软组织损伤

（1）软组织和肌腱损伤若无皮肤破损，可以局部冷敷，用两块毛巾浸泡在冷水中，交替使用。

（2）24小时后如局部仍有红肿、疼痛，可改用热敷，以扩张血管，促进血液循环，促进康复。

（3）也可用七厘散、如意金黄散、按摩乳、红花油等按摩受伤部位。

（二）骨折

发现骨折，让老人就地不动，也不要随意搬动老人，对伤处做简单固定后，送老人去医院诊治，途中要尽量减少震动。若发现老人颈部和腰部骨折，直接拨打120急救电话。

（三）鼻出血

出现鼻出血，可让老人坐下，头部略向前倾（但不可仰起），嘱老人用口呼吸。若一个鼻孔出血，可将手指压在鼻骨上，从外向中部用力压迫止血；若两侧出血，可捏紧鼻子的柔软部分约10分钟。若大出血不止或再度出血，应立即送老人去医院治疗。

（四）烧、烫伤

轻微烧、烫伤皮肤未破，可先用清水冲洗。重者盖上清洁布罩（不要接触伤部，以免粘连）送老人去医院诊治。

服务案例

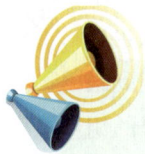

让老年人感受"胜似亲人"的真情

一位86岁高龄的老太太，年轻时体弱多病，52岁那年做了乳腺癌切除手术。两个女儿虽都事业有成，却因身患癌症，先于父母离世。老两口还未走出悲痛的阴霾，一向对她情深意笃、体贴入微的老伴又突发心梗，离她而去。一次又一次的打击，使老人悲痛欲绝。为此，女儿的同学和邻居们帮忙联系了家政服务员陈姐。陈姐得知了老人的身世，非常同情，平日里不仅对老人关爱有加，家中也收拾得干干净净、有条不紊，每月的生活开支都记得明明白白。闲暇时间陈姐就和老人拉拉家常、讲讲笑话……，慢慢的老人竟觉得离不开陈姐了。正好陈姐的儿子考上了大学，老人便提出让陈姐和丈夫都搬来一起住。"一家人"和和美美地过了一年多，已是88岁高龄的老太太，渐渐地体衰力竭。看到此情，陈姐将老人的两个外孙约来，当着老人的面把其房产证、存款、首饰等交给了孩子们。老人含着眼泪拉着陈姐的手一再说："真得谢谢你，我女儿没有伺候我，你都做到了，你比亲生女儿还亲！"

博士点评

　　一个病患缠身、接连遭受丧女、丧夫之痛的老人，几乎没有信心面对今后的生活。正是家政服务员陈姐诚心而无私的照料，让她在生命的最后一段历程中感受了"不是亲人胜似亲人"的人间真情。在某种程度上，这位陈姐给出了"如何照料老人，如何与老人相处"的答案。

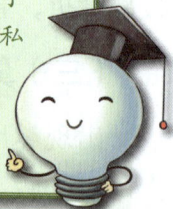

用真诚征服老年人的猜疑

　　家政服务员李金娟受聘服务一位独自生活的老人。刚进家时，老人的防范心理很重，她无论做什么，老人都会悄悄跟着，生怕李金娟拿她的东西。一次，李金娟在炒菜，老人又悄悄地在她身后看着。菜炒好后，准备盛到盘子里，一转身，冷不丁地发现老人正盯着自己，把她吓了一跳，但她却笑着对老人说："阿姨，你看我做得还行吧？"平时，老人从不让李金娟独自在家，无论是出去散步还是买菜，都带着她。李金娟从无怨言，工作一如既往的认真。渐渐地，李金娟凭着一份真诚和爱心赢得了老人的信任。一个月下来，老人再出去，就让李金娟自己在家干活了。三个多月时，老人把李金娟叫到跟前，摸索着从腰间拿出一把钥匙，放到李金娟手里，说："家里的钥匙你拿着吧，这样你工作起来方便些。"

　　一直以来，对于老人的不信任，李金娟从未流过泪，但此时，她的泪水却因为这份信任夺眶而出。

博士点评

　　用户，尤其是老年人，对家政服务员不信任是常有的事，关键是服务员要端正心态，要用自己的真情和耐心，以及"人前背后一个样"的工作态度打破僵局。须知信任也是有代价的。

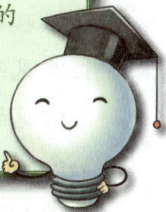

家庭博士答疑

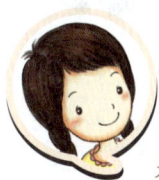

　　博士，我服务的这家老人，最近老伴刚去世，她每天不是看着老伴的照片，就是摸着老伴的衣服暗自流泪。吃饭没胃口，也不爱说话。我该怎么做才能让阿姨高兴起来呢？

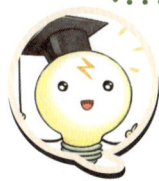

　　小妹，看你这么关心老人，说明你是非常有爱心的人，你觉得不仅要照顾好老人的饮食起居，更要让老人得到精神抚慰，希望老人尽快走出悲伤、走出孤独。这想法非常好。

　　我想，你不妨通过闲聊了解一下老人的亲戚及要好朋友的电话。趁老人不注意时，悄悄地给他们打电话，告知老人的情况，邀请他们常来看看老人，和老人聊聊天、陪老人一起吃饭，让老人感受世间真情。

　　天气晴好时，鼓励老人多出去走走，去超市买东西或去公园散散心。你也可趁机将其老伴的衣物晒晒收起来，免得老人看见了触物生情。再就是每天空闲时间多给老人读读报纸，说说农村的新鲜事，日子久了，老人会慢慢快乐起来的。

　　你有这份心意，相信功夫不会白费。

练习与提高

1. 常见的老年人的生理心理特点一般有哪些？

2. 常见的照料老年人生活要点有哪些？

3. 怎样调节饮食才能让老人吃得更有营养？

4. 老人的药箱应该怎么样管理？

5. 如何防止和处理老人意外情况的发生？

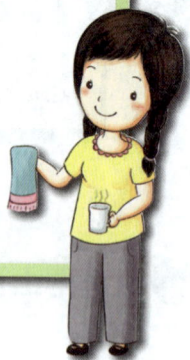

第七章 病人照料常识

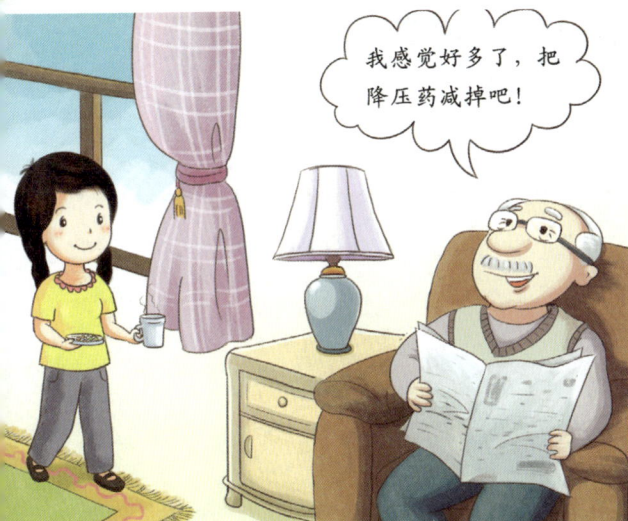

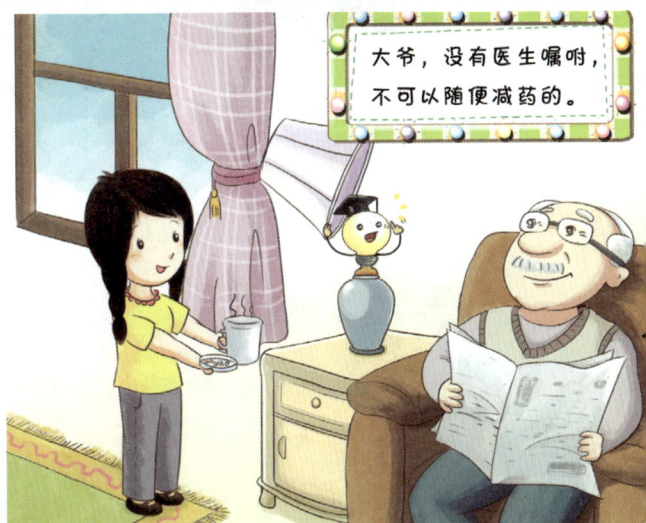

学习目标

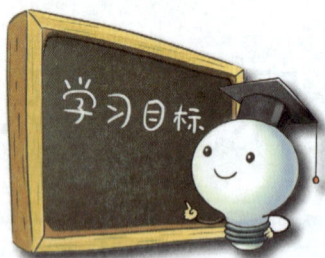

本章应掌握的知识要点包括：

1. 与病人及其家属的交流技巧

2. 长期卧床病人的家庭照料

3. 糖尿病、高血压、心血管病病人的生活照料

基本要领

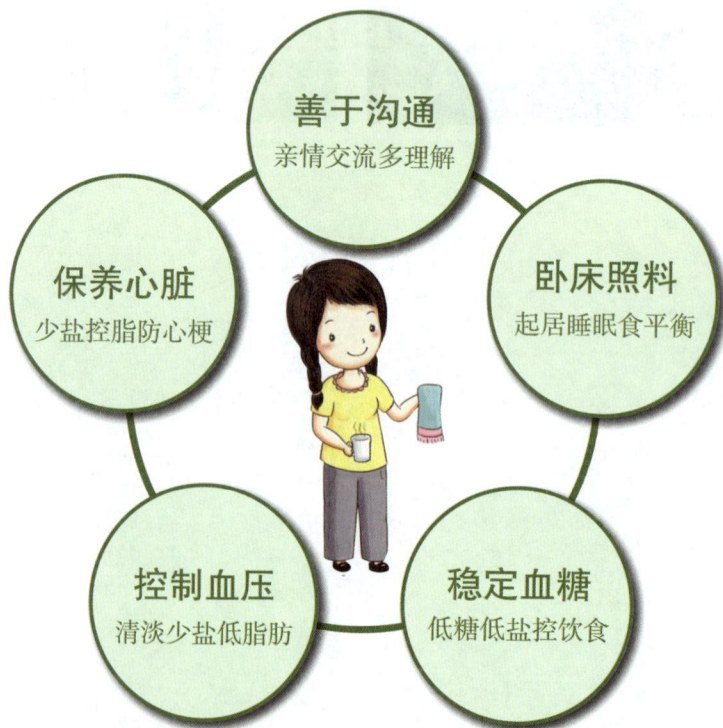

善于沟通
亲情交流多理解

卧床照料
起居睡眠食平衡

稳定血糖
低糖低盐控饮食

控制血压
清淡少盐低脂肪

保养心脏
少盐控脂防心梗

第一节 卧床病人的家庭照料

人一旦生病是非常痛苦的。尤其是卧床不能自理的病人，长期与外界隔绝，生活的乐趣不能正常享受，心情也会蒙上一层阴影。家政服务员照料病人，既要照顾好他（她）们的饮食起居，又要对他（她）们进行精神抚慰，两者不能偏废。

一、卧床病人的精神抚慰

对卧床病人的精神抚慰，一是做好心灵的沟通，要求家政服务员多关心病人，多与病人交流，多讲一些身边人病愈康复的实例，以增加病人康复的信心。在照料中，要做到不嫌弃病人，不呵斥病人，用真情鼓励病人对病痛采取"既来之则安之"的态度，用积极向上的精神状态面对生活。二是要用实际行动为病人营造温馨舒适的生活环境，比如，进家后主动帮助病人做好个人洗漱，换上干净内衣，床铺换上干净床单、被罩、枕套、枕巾等，让病人的生活环境焕然一新；病人家里若有老人和孩子，也应做到尊老爱幼，与其和谐相处，力所能及地帮助照顾他们的生活，让病人减轻拖累家人的愧疚之情，毫无心理负担地专心与病魔做斗争。

家政服务员与病人沟通得当，就会像病人的心理辅导师一样，给病人带来精神慰藉，带来生活的希望。

家庭小贴士

当家政服务员亲切的为病人做好这一切，使病人在精神上得到抚慰，在生活上感到舒适，在与家人相处上称心满意，无形中就拉近了和病人的距离，工作也会越发得心应手。

二、卧床病人的晨间、晚间照料

（一）晨间照料

每日晨起，给病人进行卫生清洁，是家政服务员照顾病人的程序内容之一。特别是对危重病人，做好晨间的清洁照料，可促进病人身体受压部位的血液循环，对预防压疮及肺炎等并发症很有好处。照料内容主要有：

（1）晨起先协助病人排便。

（2）翻身检查皮肤受压情况。

（3）为病人清洁口腔、洗脸、洗手、梳头。

（4）整理床铺，必要时更换衣服和床单。

（5）酌情开窗通风换气。

家庭小贴士

室温应在24摄氏度左右，长期卧床病人怕冷，为病人进行各项照料时，应搓热双手，再接触病人。

（二）晚间照料

晚间照料主要为病人创造良好的睡眠条件，使病人清洁、舒适，顺利地入睡。照料的内容主要有：

（1）为病人漱口、洗脸、洗手。

（2）翻身检查病人皮肤受压情况。

（3）协助病人排尿。

（4）为病人清洗臀部、洗脚。

（5）调暗灯光、关闭门窗、放下窗帘、盖好被褥。

三、照料卧床病人盥洗

（一）护理口腔

1. 物品准备

无菌棉签、漱口杯内盛温开水、小毛巾等。

2. 方法步骤（如图 7-1）

（1）取 5 根无菌棉签蘸温开水。

（2）按下列顺序擦洗：上牙外侧、内侧→下牙外侧、内侧→舌面→两侧颊部。

（3）用小毛巾擦干口周围水渍。

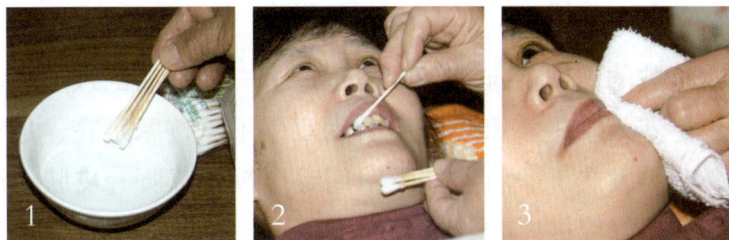

图 7-1　卧床病人口腔照料

长期卧床病人，尤其肝病病人，一张嘴就有特殊臭味，对此，家政服务员千万别嫌弃，因为这是咱们的工作。再说，给病人做了口腔清洁，病人感觉清爽舒适了，也就不臭了。

（二）洗脸、洗手

1. 物品准备
洗脸盆、温水、香皂、毛巾、面霜等。

2. 方法步骤（如图 7-2）
（1）先将脸部用温水沾湿。

（2）将肥皂放在掌中搓揉至起泡，再用掌心按摩清洁病人脸部。

（3）用毛巾蘸温水洗净面部皂液，再用毛巾轻轻拍干。

（4）依病人喜爱，施抹面霜。

（5）洗完脸后给病人洗手。意识清楚、双手能活动者，交给病人湿毛巾自己擦洗双手；意识不清醒者由家政服务员为其擦洗。

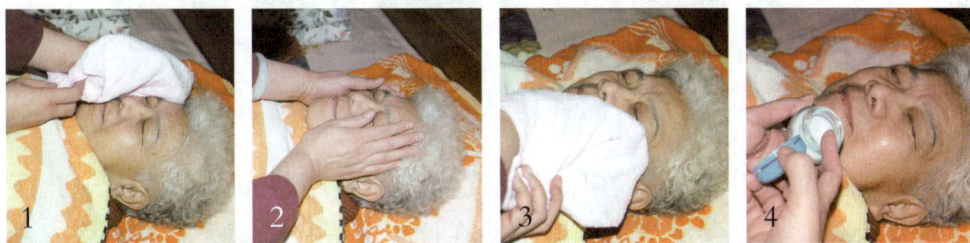

图 7-2　为卧床病人洗脸

（三）洗脚

1.物品准备

洗脚盆、40 摄氏度左右的热水、毛巾、肥皂、润肤油。

2.方法步骤（如图 7-3）

将病人盖被的被尾上推→浴巾铺于足下→脚盆内倒入热水放在浴巾上→病人双足泡入水中（家政服务员用双手不断按摩足底、足背，直到皮肤微红，两脚发热）→将盆端下→用毛巾擦干双脚→皮肤干燥者涂润肤油→为病人盖好棉被。

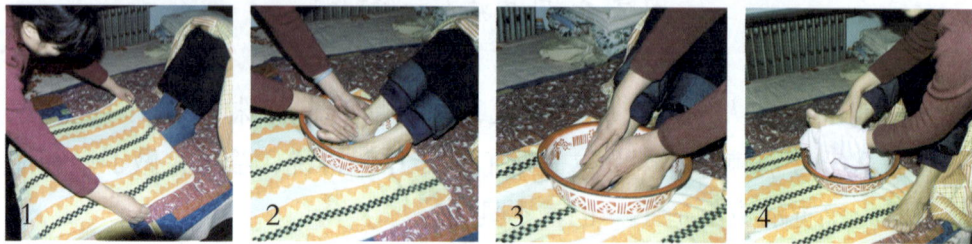

图 7-3　为卧床病人洗脚

（四）洗头

1.物品准备

100×80 厘米塑料布一块、大毛巾两条（一干一湿）、小毛巾两条、棉球 2~4 个、脸盆一个、500 毫升水壶一只（内装 35~40 摄氏度温水）、洗发液、梳子等。

2.方法步骤（如图 7-4）

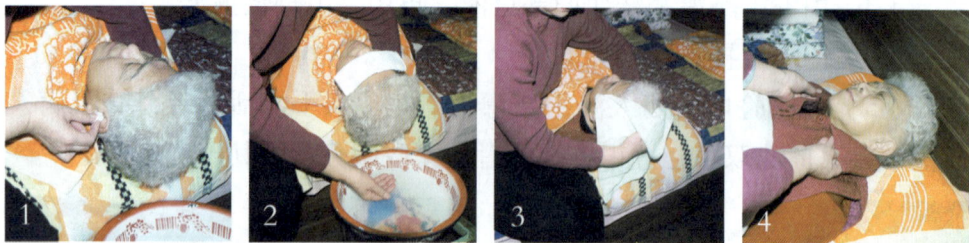

图 7-4　为卧床病人洗头

将枕头置于床沿，并在床沿及枕头上铺盖塑料布及干毛巾→让病人取仰卧位，头部探出床沿，肩部垫在枕头上→松开病人衣领，将衣领向内卷→颈部围上毛巾→用棉球塞住病人两侧耳朵，小毛巾遮盖双眼→将病人头发垂于盆中，用温水冲湿→抹上洗发液轻轻搓洗头发，按摩头皮→将洗发液冲洗干净，擦干病人头发→取下颈部毛巾，洗净面部、脖子，涂抹润肤霜→取出耳内棉球，取下枕头、塑料布→整理好病人衣服，将病人置于床上舒适体位，盖好衣被→为病人梳理头发→清理规整洗涤用品。

第二节 常见病病人的生活照料

在现实生活中，鉴于糖尿病、高血压、冠心病等，已成为困扰人们的常见病、多发病，所以本节重点对此三类病人的照料做了有关介绍。以期家政服务员们触类旁通地做好对各类病人的照料。

一、糖尿病病人的生活照料

糖尿病是一种常见慢性病，其主要特点是血液里的葡萄糖超过正常值。一般空腹血糖（早餐前）大于 7.0 毫摩尔／升，餐后两小时血糖大于 11.1 毫摩尔／升，就可以断定为糖尿病。血糖非常敏感，日常生活中的饮食、运动、睡眠，甚至情绪的变化都会引起血糖的波动。因此，科学的饮食，规律的生活等对控制血糖、预防并发症的出现，都有非常重要的作用。

家政服务员照料糖尿病人，至少应做好三个方面的事项：

（一）控制调节饮食

糖尿病人日常饮食中的含淀粉、含糖类高的食品是导致血糖高的主要原因。所以科学合理的控制饮食对糖尿病人非常重要。

1. 定时定量，少吃多餐

糖尿病人饮食要坚持定时定量，少吃多餐。卧床病人的主食要限量在 150~250 克之间，上午可在 9:00~10:00 点加餐苏打饼干，馒头片等；下午 3:00~4:00 点可加餐苹果、草莓、山楂、柚子等水果。睡前 1 小时可喝 200 毫升低脂牛奶。

2. 食物清淡，减少油腻

为糖尿病人制作饮食，采购要选择无糖食品，制作要避免加糖烹制，不要使用动物油，不做油炸食品。病人食用鸡、鸭等禽肉时，最好去除外皮和脂肪。

家庭小贴士

炒菜时少放油的小窍门：先将锅充分预热，加少许油，放入食材后大火快速翻炒。此时锅内可稍加清水，油水混匀炒熟青菜，再加入适当的调料即可。

3. 富含蛋白，保证营养

为保证营养，增强体质，糖尿病人应相对多食用富含优质蛋白质的食品，每天保证喝一定量的低脂牛奶，多吃鸡蛋、瘦肉、鱼、虾、虾皮及禽肉等。

4. 粗细搭配，以粗为主

粗粮中的膳食纤维，有减缓胃肠道消化和吸收速度，使糖分吸收缓慢，增加人的饱腹感等作用。所以，应建议糖尿病人每天多吃一些粗粮食品，如全麦、大麦、燕麦、豆类等，以增加食物中的膳食纤维量。

为便于家政服务员合理控制和调节糖尿病人的饮食，特制定两例糖尿病人一日食谱，供参考（见表 7-1）。

表 7-1　糖尿病人一日食谱举例

餐次	食谱一	食谱二
早餐	低脂牛奶 200 毫升，荷包蛋 1 个，咸味全麦面包片（50 克），拌黄瓜丝（黄瓜 100 克）	低脂牛奶 200 毫升，煮鹌鹑蛋 6 个，馒头片 50 克，凉拌绿豆芽（100 克）
午餐	米饭 100 克，芹菜炒豆腐干（芹菜 100 克，豆腐干 50 克），拌海带丝（水发海带 150 克）	花卷 100 克，鸡丁炒白萝卜（白萝卜 100 克，鸡胸肉 50 克），豆腐炒小白菜（小白菜 200 克）
晚餐	小米面发糕（小米面 25 克，白面 25 克），清炖鲤鱼（鲤鱼 100 克），蒜香油菜（油菜 150 克）	绿豆米饭（大米 45 克，绿豆 30 克），香菇冬瓜（冬瓜 150 克，香菇 20 克），娃娃菜、番茄烧虾（娃娃菜 100 克，虾 30 克，番茄 50 克）
睡前一小时加餐	苏打饼干 1 块，牛奶 200 毫升	全麦面包 1 片，牛奶 200 毫升

备注： 全日烹调用油限定在 20 克之内，盐 4~6 克

（二）健康生活方式

既然饮食、运动、睡眠、情绪等与血糖的变化密切相关，那么，提醒和引导糖尿病人选择健康的生活方式，每天有规律的生活，对于病情的控制和改善，一定会大有裨益。

1. 天天保持好心情

糖尿病久治不愈，会对病人心理产生不良影响，如出现紧张、不安、悲观、烦躁、焦虑等现象。家政服务员要积极地与病人进行沟通交流，给予病人心理疏导。

2. 适量运动养成习惯

尚能活动的病人，家政服务员应尽量督促其有规律的做些适量的运动，天气晴好，可带病人外出散步，晒晒太阳。形成习惯，对增强病人的体质和免疫力都有好处。

3. 晚间泡脚宜睡眠

每晚睡前泡泡脚，可以助病人改善睡眠。但洗脚水温不宜太热，时间不宜过长。因为是糖尿病人，故在为病人擦脚时，应留意观察其

脚趾有无破损，有无颜色变化，如轻微发紫或有伤口出现，均应及时提醒就医。

4.注意卫生防感染

勤为病人擦澡更衣，床单要注意拉平无褶皱，以防出现压疮。能活动的病人则督促其定期洗澡更衣，预防各种感染。

5.定期查体防病变

想着提醒病人定期履行身体检查。隔半年应督促病人去医院眼科检查眼睛，内分泌科做肾功能检查，防止并发症的发生。

（三）日常自我监测

每日督促病人进行自我监测：

（1）询问病人自我感觉有无变化，如有无口干、舌苦，睡眠好不好，出汗多不多等。

（2）在病情稳定的情况下，每周至少测两次餐前、餐后血糖。

（3）每月测测体重有无下降。

（4）根据自我监测情况，进行有针对性的生活和饮食调理，必要时去医院进行诊治。

二、高血压病人的生活照料

正常血压为 120 / 80 毫米汞柱，超过此数值即视为高血压。高血压多半与家庭遗传、大量吸烟、饮酒、心理压力，特别饮食中含盐过多有关。高血压病人一是要终生吃药治疗，二是要防范脑出血、脑中风等意外事故的发生。所以对高血压病人的日常生活照料就显得尤为重要。

（一）高血压病人饮食要求

（1）高血压病人饮食要清淡、少盐、低脂肪，盐的摄入量每天应低于 5 克。

（2）早餐应以馒头片、面包、米粥、豆浆、去脂牛奶为主，不宜吃油炸食品。

（3）经常吃豆腐及豆制品、豆芽等新鲜蔬菜及水果、瘦肉、鱼、鸡等。

（4）控制食量，吃饭要吃七八成饱，并要做到细嚼慢咽。

（5）饭后鼓励病人在室内慢慢走动，切忌立即躺下。

了解以上饮食特点和要求，有助于家政服务员对高血压病人的饮食料理。家政服务员应结合病人的饮食喜好，科学、合理的安排一日三餐。

（二）高血压病人服药要求

给高血压病人服药，要严格按医嘱或药品说明书规定，不要凭病人自己的感觉擅自增减药量，更要劝说病人不要突然自行撤换药物。服药前家政服务员为病人准备好温开水，将该服药品数好放入病人手心，看着病人服下。服药时病人最好站着或坐着，不要躺下。

（三）高血压病人注意事项

1. 疏导

高血压病人常有情绪不稳定，如压抑、敌意、心情烦躁、易怒、记忆力减退等，少数病人甚至会出现兴奋、躁动、忧郁等症状。家政服务员要充分认识此病的特征，除了积极地帮助病人就医外，还要对其体贴照顾，通过与病人的交流、对病人进行病情的解释、说服、鼓励，消除病人的紧张和压抑心理，使病人配合治疗。

2. 起床

早上起床时，教给病人起床要做到"三个半分钟"，即睡醒后在床上躺半分钟，起身后在床上坐半分钟，下床时双腿垂下缓半分钟，之后再下床走动。

家庭小贴士

1. 躺着服药，易使药片或胶囊紧贴在食管内壁，影响吸收。

2. 别小看"三个半分钟"，长期坚持，能降低心梗，脑中风发生的几率。

3. 适量喝水，可稀释血液，防止血栓形成。

4. 千万别让病人坐着睡觉，坐着睡头部易缺血，易形成脑血栓。

3. 喝水

高血压病人每天应适量喝水，对于高血压病人来说，"三杯水"一定不能少，即起床后一杯水、午睡后一杯水、临睡前一杯水。另外，每天还应适时适量的补充水分，比如喝两杯淡茶（以绿茶为宜）。但忌喝浓茶和咖啡。

4. 运动

提醒病人适量活动，以减轻体重，减少心脏负荷。

5. 休息

督促病人休息，保证充足睡眠。坚持每天午睡 20~30 分钟。

三、冠心病病人的生活照料

冠心病是由于冠状动脉狭窄，供血不足而引起的心肌机能障碍或器质性病变。家政服务员对冠心病病人主要督促其做好日常保健，针对病情变化，进行简易处理。

（一）注意饮食和饮水

家庭小贴士

家政服务员可给病人炒西红柿鸡蛋，此菜品释放出的番茄红素对人的心血管有益。

家政服务员及时准备好这三杯水，督促病人饮用。

（1）饮食清淡、少盐、控制脂肪过量摄入，尤其要控制对各种动物内脏的食用。

（2）多吃含黄酮类食品，如红茶、洋葱、绿叶蔬菜、葡萄、山楂、荷叶等。

（3）鼓励病人适量喝水，睡前喝杯温开水，半夜醒来喝杯温开水，早晨起来喝杯温开水。

（二）了解冠心病的危险期

早上起床后 2~3 小时内，是冠心病的危险期。如病人频繁发作心前区疼痛，家政服务员应及时协助病人用药，使病人静卧，并仔细观察病情，以防范"心梗"发生。

（三）定时定量为病人服药

为病人服药一定要定时定量，严格遵守医嘱或药品说明书。另外，急救药一定要放在病人的口袋里或床头柜等随手可取的地方。如发现病人面色苍白、大汗淋漓、心前区自感剧烈疼痛，应立即在舌下含服速效救心丸、硝酸甘油等。与此同时，拨打120急救电话并通知其家人。

家庭小贴士

速效救心丸只能舌下含服，因舌下毛细血管丰富，药物吸收快，万万不可用水冲服。

附：糖尿病、高血压、冠心病病人的饮食宜忌（见表7-2）。

表7-2 糖尿病、高血压、冠心病病人的饮食宜忌

病种	宜食	忌食
糖尿病	1.可基本随意选用的食物：绿叶蔬菜、瓜茄类、不含脂肪的清汤、茶等； 2.可适量选用的食物：大米、小麦、小米、荞麦、燕麦、玉米等粮谷类制品，绿豆、红小豆、黄豆及其制品，鱼、虾、瘦肉、禽肉、蛋类，鲜奶、酸奶、土豆、山药、南瓜等； 3.血糖正常的情况下，两餐中间吃点含糖量低的水果如柚子、橙子、柠檬、西瓜、草莓等（任选一种）。	1.限制食用的食物：蔗糖、冰糖、红糖、蜂蜜等糖类；各种糖果、各种蜜饯、各种甜点、糖水罐头等；可乐等含糖的饮料；黄油、肥肉、炸薯条、油炸食品等高脂肪食品；米酒、啤酒、黄酒、果酒及各种白酒等酒类； 2.血糖控制不好的患者暂时不要吃水果。
高血压	1.宜吃复合糖类食品，如淀粉、玉米等；早餐应以低脂牛奶、豆浆、馒头、面包、面条为主； 2.多吃新鲜蔬菜、水果，每天吃新鲜蔬菜不少于500克，水果200克； 3.多吃含钾、钙丰富而含钠低的食品。如土豆、茄子、海带、莴苣；含钙高的食品如牛奶、酸牛奶、虾皮等； 4.适量摄入蛋白质。每日摄入蛋白质的量为每公斤体重1克为宜； 5.适量增加海产品摄入。如海带、紫菜、海产鱼等。	1.限制脂肪摄入量，烹调不宜选用动物油，不宜吃油炸食品，如油条、油饼等； 2.限制盐的摄入量（每日应限制在5克以内）； 3.进食不宜过饱。

冠心病	1.适宜进食的食品： （1）谷类如小米、高粱、大豆、小麦等； （2）豆及豆类制品如黄豆、豆浆、豆腐等； （3）蔬菜如洋葱、大蒜、绿豆芽、冬瓜、韭菜、青椒等； （4）菌藻类如香菇、木耳、海带、紫菜等； （5）水果、茶叶； 2.适当进食的食品：瘦肉、鱼类、植物油、鱼油、奶类、鸡蛋等。	少食或忌食的食品： （1）动物脂肪如猪油、黄油、羊油、肥肉等； （2）动物脑、骨髓、内脏，蛋黄、鱼子等； （3）糖、酒、烟、巧克力等； （4）软体动物及贝壳类动物。

服务案例

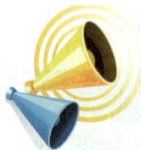

满足病人要求 要因"病"制宜

家政服务员崔大姐在一位冠心病人家里服务，病人的脚趾甲嵌入肉中，疼痛且行走困难，要求崔大姐给修剪脚趾甲。泡脚时病人嫌水凉，崔大姐又加了些热水，大约5分钟后，发现病人面色苍白，捂着胸口说不出话来。看到这一情况，崔大姐没有对病人做任何的处置，只是拨打了120。后经医院抢救，病人转危为安。但病人家属却向家政公司提出了更换家政服务员的要求。

博士点评

崔大姐虽然及时拨打了120，为挽救病人生命争取了时间。但严格地说，这场事故是因崔大姐的工作失误造成的。

其一，病人泡脚是坐着的，盆内加热水后下肢及脚部毛细血管扩张，血液大部分聚集在下肢，致使头部及心脏缺血、缺氧。这是诱发心绞痛、心梗的主要原因。

其二，处置方法不当。没有让病人就势平躺，没有解开病人衣领，为病人含服速效救心丸、硝酸甘油等急救药，也没有及时告知家人及病人去向。

所以，当病人家属听到急救人员说见到病人时，病人还坐在沙发上，脚还泡在盆里的时候，她们认为崔大姐失职了。

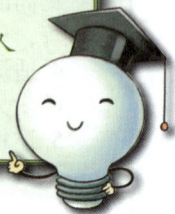

家庭博士答疑

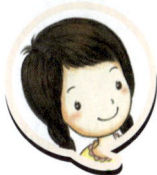

博士，通过学习我知道了与病人及家属交流沟通的方法，但是和周围邻居怎么相处呢？

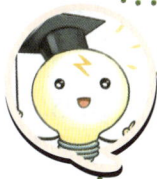

城市和农村的环境不同，农村的邻居从小就认识，城市大多数人家居住楼房，这种封闭性，使许多邻居互不相识。我想，与邻居相处应该注意以下几点：

1. 首先，当在电梯、楼道、门口遇到邻居时，应主动与邻居打招呼，或点头微笑示意。所谓"一回生二回熟"就是这个道理。

2. 对邻居长辈要尊敬，对晚辈要关爱。邻居有事相求或遇到困难，征得用户同意可主动去帮助。紧急情况应先帮助，再向用户回报。

3. 情况熟悉后，不要随意串门，不要私下与邻居有个人交往，如向邻居借钱、借物，更不要接受邻居的赠予。

4. 当用户不在家时，邻居来借东西不要擅自做主，应委婉拒绝，待用户回来后再做处理。

练习与提高

1. 进入用户家庭我们应怎样与病人家属相处？
2. 长期卧床病人如何做晨间和晚间照料？
3. 糖尿病病人的饮食应注意什么？
4. 高血压病人的生活照料特点有哪些？
5. 冠心病病人出现心绞痛、心梗前兆你会处理了吗？

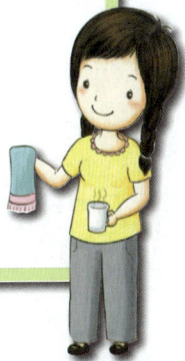

参考文献

1. 金汉珍，黄德珉，官希吉 主编 . 实用新生儿学 . 北京：人民卫生出版社，1997

2. 李晓松 主编 . 护理学基础 . 北京：人民卫生出版社，2008

3. 葛可佑 主编 . 中国营养师培训教材 . 北京：人民卫生出版社，2005

后 记

根据商务部关于"十二五"时期促进家政服务业发展的指导意见，以及商务部办公厅关于做好 2012 年家政服务体系建设工作的通知精神，受商务部服务贸易和商贸服务业司的委托，中国商务出版社负责《全国家政服务员培训教材》的编写工作。

此套教材编委会由全国家政服务管理部门和相关家政培训机构，以及全国家政服务龙头企业的专家、学者组成。编委会依据商务部"家政服务员培训大纲"的要求，制定教材的编写大纲及章节体例，并确定每册的编写单位。全套教材共四册，其编写单位为：北京华夏中青社区服务有限公司、北京富平家政服务中心、济南阳光大姐服务有限责任公司、三替集团有限公司。易盟集团（95081 家庭服务中心）参与教材配套光盘内容的摄制，并提供拍摄场地和人员。此套教材还得到了中国家庭服务业协会、北京家政服务协会、商务部研究院服务产业部，以及宁波 81890 求助服务中心、深圳市安子新家政服务公司的大力支持。谨此，我们衷心感谢对这套教材提出修改意见、提供帮助和支持的所有单位和个人。

本套教材在编写过程中，参考并引用了部分文字资料和照片。我们虽已标注出处，但因时间紧促恐仍有遗漏。为此，请相关作者尽快与我们联系，以便做出妥善处理。

《全国家政服务员培训教材》编辑部
2013 年元月